Johann Gubarkov

Justierung an unteren Sprunggelenk

Johann Gubarkov

Justierung an unteren Sprunggelenk

Manipulation des USG`s mit dem mobilen Drop

Lehrbuchverlag

Imprint
Any brand names and product names mentioned in this book are subject to trademark, brand or patent protection and are trademarks or registered trademarks of their respective holders. The use of brand names, product names, common names, trade names, product descriptions etc. even without a particular marking in this work is in no way to be construed to mean that such names may be regarded as unrestricted in respect of trademark and brand protection legislation and could thus be used by anyone.

Cover image: www.ingimage.com

Publisher:
Der Lehrbuchverlag
is a trademark of
Dodo Books Indian Ocean Ltd. and OmniScriptum S.R.L publishing group

120 High Road, East Finchley, London, N2 9ED, United Kingdom
Str. Armeneasca 28/1, office 1, Chisinau MD-2012, Republic of Moldova, Europe
Managing Directors: Ieva Konstantinova, Victoria Ursu
info@omniscriptum.com

Printed at: see last page
ISBN: 978-620-8-86940-3

DANKSAGUNGEN / WIDMUNGEN

Ich bedanke mich bei allen Menschen, die mich bei meiner Masterarbeit mit Tat und Wort unterstützt haben, insbesondere meiner Frau Anna und meine Tochter Emma danke ich für ihre unendliche Geduld, womit sie mir dieses Studium erst ermöglicht hatten. Vielen Dank an alle Teilnehmer_innen, ohne die diese Masterarbeit nicht möglich gewesen wäre. Ich bedanke mich herzlichst bei meiner Betreuerin und meinen Betreuern Frau Nina Pushkarevich (geb. Grebneva), Herrn Sven Peters und Herrn David Kablitz für die Begleitung und den fachlichen Austausch. Ein besonderer Dank geht an Herrn Marco Djahanbaz, der mir den Anreiz gegeben hat für die Entwicklung und die anschließende Studie über diese selbstentwickelte Technik. Selbstverständlich möchte ich meinem Arbeitskollegen Fabian Engelhard danken, der mich bei der Durchführung der Studie tatkräftig unterstützt hat und dadurch einen unschätzbaren Beitrag für diese Arbeit geleistet hat. Zuletzt möchte ich vor allem den Dozenten und Dozentinnen der Universität Krems für die wunderschöne Zeit und die sehr intensiven Jahre danken.

ABSTRACT DEUTSCH

Hintergrund: In der alltäglichen Praxis kommen oft Patient_innen, die unter aufsteigenden Schmerzen des unteren Sprunggelenks (Art. subtalaris) bis zum Knie und teilweise bis zum Gesäß beim Laufen und beim Sporttreiben leiden, wobei die Beschwerden während der Dauerbelastung auftreten und sich verstärken. Das Laufen bzw. Training oder Spiel muss dann schmerzbedingt abgebrochen werden. Ziel der vorliegenden interventionellen klinischen Studie ohne Kontrollgruppe ist es, herauszufinden, wie sich eine neue, selbstentwickelte chiropraktische Technik auf die schmerzfreie Belastungsdauer, den Bewegungsumfang *(Range of Motion*, ROM) im unteren Sprunggelenk (Art. subtalaris), die Gleichgewichtskontrolle (Einbeinstand) und das Schmerzempfinden der Patient_innen auswirkt.

Methodik: Auf Datenbasis von 22 Proband_innen wurden die relevanten Parameter vor der ersten (Prätest) und nach der letzten Behandlung (Posttest) gemessen und die Befunde später auf eine Veränderung hin analysiert. Die Proband_innen erhielten die Manipulationen am unteren Sprunggelenk mit der neu entwickelten Behandlungstechnik. Um die positive Wirkung zu bestätigen, wurde ein Prä-Post-Design gewählt, als Messinstrumenten wurden die Universal-Goniometer, die visuelle Analogskala (VAS) und die Stoppuhr herangezogen.

Ergebnisse: Die Proband_innen zeigten signifikante Verbesserung in den Bewegungen des unteren Sprunggelenks in Richtung Adduktion (Inversion; links: $p=.027$; $d=3.81$; rechts: $p<.001$; $d=2.58$) und Abduktion (Eversion; links: $p=.027$; $d=1.93$; rechts: $p<.001$; $d=2.78$) auf der jeweils betroffenen Seite. Ebenfalls konnte eine signifikante Schmerzreduktion bei der Dauerbelastung auf der betroffenen Seite identifiziert werden (links: $p=.023$; $d=11.91$; rechts: $p<.001$; $d=4.84$). In Bezug auf die Gleichgewichtskontrolle konnte lediglich auf der rechten Seite bei rechtsseitiger Betroffenheit eine deutlich messbare Verbesserung identifiziert werden ($p=.032$; $d=0.61$).

Schlussfolgerung: Für die Behandlungspraxis erweist sich im vorliegenden Sample die neu entwickelte Methode als schmerzlindernd und ist somit vielversprechend. Die Befunde weisen auf die Wirksamkeit der neu verwendeten Behandlungsmethode hin, die somit in künftigen Studien anhand größerer Stichproben weiter erforscht werden sollte.

Stichworte:
Chiropraktische Justierung des unteren Sprunggelenks, Manipulationen des unteren Sprunggelenks, HVLA des unteren Sprunggelenks, Mobilisationstechnik unteres Sprunggelenk

ABSTRACT ENGLISCH

Background: In everyday practice, patients often come in who suffer from ascending pain in the lower ankle joint (subtalar artery) up to the knee and sometimes up to the buttocks when running and playing sports, with the symptoms occurring and becoming more severe during continuous strain. Running, training or playing then has to be stopped due to pain. The aim of this interventional clinical study without a control group is to find out how a new, self-developed chiropractic technique affects the pain-free duration of strain, the range of motion (ROM) in the lower ankle joint (subtalar artery), balance control (standing on one leg) and the patients' perception of pain. Methodology: Based on data from 22 test subjects, the relevant parameters were measured before the first (pre-test) and after the last treatment (post-test) and the findings were later analyzed for any changes. The test subjects received manipulations on the lower ankle joint using the newly developed treatment technique. To confirm the positive effect, a pre-post design was chosen, with the universal goniometer, the visual analogue scale (VAS) and the stopwatch being used as measuring instruments. Results: The test subjects showed significant improvement in the movements of the lower ankle joint in the direction of adduction (inversion; left: $p=.027$; $d=3.81$; right: $p<.001$; $d=2.58$) and abduction (eversion; left: $p=.027$; $d=1.93$; right: $p<.001$; $d=2.78$) on the affected side. A significant reduction in pain during continuous exercise was also identified on the affected side (left: $p=.023$; $d=11.91$; right: $p<.001$; $d=4.84$). In terms of balance control, a clearly measurable improvement could only be identified on the right side when the right side was affected ($p=.032$; $d=0.61$). Conclusion: In the present sample, the newly developed method has proven to be pain-relieving and is therefore promising for treatment practice. The findings indicate the effectiveness of the newly used treatment method, which should therefore be further investigated in future studies using larger samples.

Keywords: Chiropractic adjustment of the lower ankle joint, manipulation of the lower ankle joint, HVLA of the lower ankle joint, mobilization technique for the lower ankle joint

INHALTSVERZEICHNIS

1 Einleitung

Viele sportlich aktive Menschen erleiden im Laufe des aktiven Lebens eine Kompressionsimmobilität im Bereich des Fußes. In der alltäglichen Praxis kommen oft Patient_innen, die unter den aufsteigenden Schmerzen des unteren Sprunggelenks (USG) bis zum Knie und teilweise bis zum Gesäß beim Laufen und beim Sporttreiben leiden, wobei die Beschwerden erst während der Dauerbelastung auftreten und sich verstärken. Das Laufen bzw. Training oder Spiel muss dann schmerzbedingt abgebrochen werden. Die im Rahmen dieser Studie erhobenen Daten zeigen, dass alle bisher behandelten Patient_innen vor den Behandlungen ein deutlich reduziertes Bewegungsausmaß im USG der betroffenen Seite aufwiesen. Die Gleichgewichtskontrolle (Einbeinstand) war auf der betroffenen Seite oft reduziert im Vergleich zur gesunden Seite, die subjektive Belastungsdauer war deutlich gemindert, die Schmerzen kamen mit der Belastungsdauer und steigerten sich bis zum Aktivitätsabbruch.

Im Buch „Manuelle Medizin 2“ Böhni, Ulrich W.; Lauper, Markus; Locher, Hermann (2023) ist dazu Folgendes geschrieben: „Funktionelle Hypomobilitäten nach Trauma sind nicht selten und können die Ursache von Abrollbeschwerden sein, vor allem auch vorkommend bei starken Belastungen im Sport (Laufen, Springen). Degenerative Veränderungen (vor allem des hinteren Gelenkteils: Articulatio subtalaris) bleiben manchmal lange unerkannt und müssen differenzialdiagnostisch abgegrenzt werden“ (Böhni et al., 2023, S. 468).

Die Patient_innen hatten dieses Problem seit mindestens sechs Monaten bis zu drei Jahren, alle hatten die ärztlichen Untersuchungen und ärztliche Chirotherapie beim Facharzt oder einer Fachärztin für Orthopädie oder bei einem Hausarzt oder einer Hausärztin mit Weiterbildung Chirotherapie. Anschließend hatten sie 6–20 Behandlungen Physiotherapie und/oder 6–10 Behandlungen Osteopathie mit Manipulationen an der Wirbelsäule und den Extremitäten, inklusive der oberen und unteren Sprunggelenke, gehabt, wobei lediglich eine kurzzeitige Verbesserung beobachtet werden konnte. Die Patient_innen äußerten sich dazu wie folgt: 60–70 % Besserung für die erste und selten zweite Sporteinheit, dann kamen die Beschwerden bzw. Schmerzen während der Belastung wieder. Unter der Einnahme von Schmerzmitteln waren die Aktivitäten bei allen Patient_innen möglich. In der Literatur sind chiropraktische Justierungen oder Manipulationen am hinteren USG nur manuell mit den Händen beschrieben, d. h. ohne Einsatz von technischen Werkzeugen oder Hilfsmitteln. Aktuell sind die Beschreibungen in fünf Büchern und einer Studie über die Manipulationsjustierungstechniken zu finden (Bayer, 2005; Böhni et al., 2023; Lawrence, 2001; Leemkuil, 1998; Schomacher, 2007; Simon, 2019).

Beim Laufen und bei Sportarten mit schnellen Richtungswechseln entstehen größere Druckkräfte im USG, die weit über die das eigene Körpergewicht hinausgehen und wodurch größere Kompressionskräfte auftreten. Die Justierung nur mit den Händen und Fixierung mit dem Knie über die Oberschenkel der Patient_innen durch den oder die Chiropraktor_in bzw. Therapeut_in ist nicht einfach. Die Praxiserfahrung zeigt den Weg für die Entwicklung einer eigenen Technik mit der Anwendung eines portablen Drops. Mit dieser chiropraktischen Technik kann schmerzbedingte Immobilität im USG mit wenig Kraft und zusätzlich ergonomisch für den oder die Chiropraktor_in behandelt werden. Die in dieser Arbeit beschriebene Technik unterscheidet sich von den bis heute bekannten chiropraktischen Techniken siehe Kapitel 2.4, Abbildungen 8–15. Bei diesen liegen die Patient_innen in Bauchlage: Variante 1: Das Knie ist um 90° gebeugt und der oder die Chiropraktor_in fixiert den unteren Oberschenkel mit dem Knie von oben, danach erfolgt die Justierung bzw. Manipulation am USG. Variante 2: Hier liegen die Patient_innen auf dem Bauch mit gestreckten Beinen und der oder die Chiropraktor_in steht seitlich, die Fixation erfolgt mit der proximalen Hand am Talus von unten bzw. dorsal am Fußrücken, die Manipulationsrichtung ist caudal mit der distalen Hand und festem Kontaktpunkt am Calcaneus. Variante 3: Die Patient_innen liegen auf dem Rücken mit gestreckten Beinen und der oder die Chiropraktor_in steht caudal an den Füßen der Patient_innen, die Fixation erfolgt dorsal mit der proximalen Hand am Talus, die distale Hand greift am Calcaneus der Patient_innen.

Bei der neuen Technik liegen die Patient_innen auf dem Bauch, das zu behandelnde USG liegt mit dem Fußrücken (dorsale Seite des Fußes) auf einem Sandsack. Die Fixation erfolgt mit der proximalen Hand des oder der Chiropraktor_in posterior direkt am Talus mit den Fingern lateral und medial. Der Pinzettengriff ist für diese neu entwickelte Technik am besten geeignet, weil er die Fixierung durch die Chiropraktor_innen-Hand, einerseits mit dem Daumen und andererseits mit Zeige-, Mittel- und Ringfinger, ermöglicht. Die Chiropraktor_innen achten darauf, dass die *Schwimmfalte* der Fixationshand zwischen Daumen und Zeigefinger kaum bis keinen Berührungskontakt mit der Achillessehne der Proband_innen hat. Das ermöglicht eine deutlich spezifischere Fixation des Talus. Der Talus wird zwischen Sandsack und proximaler Hand des oder der Chiropraktor_in in neutraler Position (nach der Neutral-Null-Methode) für das USG stabilisiert und die Justierung wird kraftsparend und ergonomisch mit minimalem taktilen Reiz-Gleitkontakt am Calcaneus (Ansatz der Achillessehne) in caudaler, caudo-lateraler oder caudo-medialer Richtung auf dem portablen Drop mit der distalen Hand des oder der Chiroprator_in durchgeführt, siehe Kapitel 3.3.

Forschungsfrage: Wie wirkt sich die neue, selbstentwickelte chiropraktische Technik auf die schmerzfreie Belastungsdauer, das Bewegungsausmaß im USG (Art. subtalaris), die Gleichgewichtskontrolle (Einbeinstand) und das Schmerzempfinden der Patient_innen aus?

Um die Forschungsfrage systematisch zu untersuchen, wurden in der vorliegenden Arbeit folgende Hypothesen aufgestellt:

Hypothese: H0: Die selbstentwickelte Technik für das USG (Art. subtalaris) hat keine Wirkung auf Belastbarkeitssteigerung, Gleichgewichtskontrolle (Einbeinstand), Bewegungserweiterung im USG (Art. subtalaris) und Schmerzlinderung der Patient_innen.

Hypothese H1: Die selbstentwickelte Technik wirkt positiv auf die Belastbarkeitssteigerung, Gleichgewichtskontrolle (Einbeinstand), Bewegungserweiterung im USG (Art. subtalaris) und Schmerzlinderung der Patient_innen.

Ziel der vorgelegten wissenschaftlichen Arbeit ist es, festzustellen, inwiefern die selbstentwickelte Technik als ergonomische, kraftsparende und durchführungsfreundliche Behandlungsmethode auf die Belastbarkeit, Gleichgewichtskontrolle (Einbeinstand), Bewegungserweiterung im USG (Art. subtalaris) und die Schmerzlinderung bei den Patient_innen wirkt.

2 Stand der Wissenschaft

Der menschliche Sprunggelenkkomplex ist ein kompliziertes aufgebautes anatomisches Gebilde und besteht aus mehreren mechanisch gekoppelten Gelenken. Zusammen mit dem Knie- und Hüftgelenk spielt es eine wichtige Rolle für die alle Bewegungen des Menschen in allen möglichen Richtungen, sowie die schnellen Richtungsänderungen. Es überträgt die entstehenden Momente und Kräfte, die während der Standphase eines Schrittes über den Unteren- und Oberen Sprunggelenk (USG und OSG) in den Bewegungsapparat eingeleitet werden. Durch seine Mehrachsige Beweglichkeit, besonderes im USG ermöglicht es der Muskulatur des Unterschenkels, ihre treibende Wirkung zu entfalten, Gleichgewicht zu halten (besonderes auf unebenem Untergrund) und ist Belastungen ausgesetzt, die das Mehrfache des Körpergewichts erreichen können. Funktionsstörungen, wie z.B. Subluxationen, oder in einfachen Sprache Blockierungen bzw. Verklebungen oft mit den verbundenen Schmerzen im Sprunggelenkkomplex können zu erheblichen Beeinträchtigungen beim Gehen, Gleichgewicht halten und somit zu Einschränkungen der individuellen Mobilität führen.

„Überlastungsreaktionen sind ein häufiges Problem, welches aufgrund der heutzutage im Arbeitsalltag vermehrt sitzenden Tätigkeit mit unterentwickelten ‚muskuloskelettalen Leistungssystem' und anschließendem Kompensationsversuch durch übermäßigen Sport ihre Ausprägung findet" (Wurm et al., 2016, S. 113).

„An der Gelenkkapsel kann es zu Verklebungen von Reservefalten durch Adhäsion und Kohäsion und damit zu einer Bewegungseinschränkung des Gelenks kommen" (van den Berg, 2005, S. 283).

Funktionelle Hypomobilitäten nach Trauma sind nicht selten und können die Ursache von Abrollbeschwerden sein, vor allem auch vorkommend bei starken Belastungen im Sport (Laufen, Springen). Degenerative Veränderungen (vor allem des hinteren Gelenkteils: Articulatio subtalaris) bleiben manchmal lange unerkannt und müssen differenzialdiagnostisch abgegrenzt werden (Böhni et al., 2023, S. 468).

In den untenstehenden Kapiteln 2.1 bis 2.1.4 werden die allgemeinen anatomischen Kenntnisse beschrieben, um einen fließenden, verständlichen und gehaltvollen Einstieg für das Fachpersonal und andere interessierte Leser_innen in die neu entwickelte Technik für die Manipulationen am USG zu ermöglichen. Aktuell existieren in der Fachliteratur, im Internet sowie in Datenbanken wie PubMed, Google Scholar und in der Universitätsbibliothek Krems zahlreiche Artikel, die die anatomischen Strukturen des

Fußes und des Unterschenkels beschreiben: Gelenke, Muskeln, Gefäße, Faszien, Nerven, Biomechanik, Statik usw. Dabei weichen die biomechanischen Erklärungen teilweise voneinander ab. Aus diesem Grund bezieht sich der Autor für diese Arbeit auf fünf ausgewählte und renommierte Fachbücher sowie eine Webseite, um die Anatomie und Biomechanik des Fußes und des Unterschenkels zu beschreiben (Böhni et al., 2022; Böhni et al., 2023; Calais-Germain, 2005; kenhub.com, 2023; Rüther & Lohmann, 2014; Schwegler, 1998).

2.1 Anatomie des Fußes

Der Fuß ist ein komplexes Gebilde, das verschiedene Aufgaben erfüllt. Einerseits sorgt er für Stabilität beim Stehen, andererseits ermöglicht er einen federnden Abrollvorgang, auch auf unebenem Boden. Die Muskeln des Beins liefern die nötige Kraft, während die doppelte Bogenkonstruktion des Fußes für Elastizität und Festigkeit sorgt. Diese passive Architektur gibt unter der Körperlast nach, wenn sie nicht aktiv durch Muskel- und Sehnenspannung unterstützt wird. Besonders wichtig sind hierbei die Mm. tibiales anterior und posterior sowie die Mm. peronei longus und brevis. Der Fuß kann als Gewölbekonstruktion betrachtet werden, bei der ein mediales und laterales Längsgewölbe sowie ein vorderes Quergewölbe ein Dreieck bilden. Die Metatarsalköpfchen I und V sowie das Tuber calcanei tragen die Last, siehe Abbildung 1 (kenhub.com, 2023; Rüther & Lohmann, 2014, S. 282).

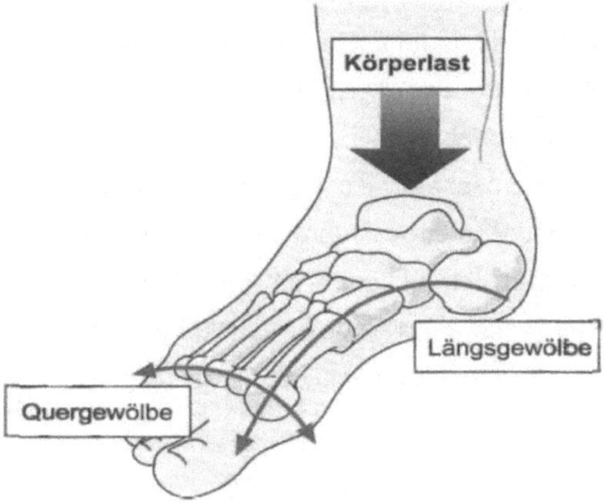

Abbildung 1: Gewölbekonstruktion des Fußes (Rüther & Lohmann, 2014, S. 283)

Die verstärkte Haut an diesen Stellen zeigt die hohe Beanspruchung. Das subkutane Fettgewebe spielt eine wichtige Rolle als Dämpfungssystem, Rütler & Lohmann (2014), eine Insuffizienz dieses Systems, wie bei Rheumakranken, kann zu Überbeanspruchung führen. Auf der medialen Seite des Fußes bilden Fersenbein, Talus, Os naviculare, die Keilbeine und Os metatarsale I das mediale Längsgewölbe, das das tragende Element des Fußes darstellt. Im Stand ruht das Gewicht fast ausschließlich auf dem Tuber calcanei und dem 1. Mittelfußköpfchen. Der 1. Strahl ist der kräftigste und beweglichste. Der äußere Fußrand ist starrer und flacher. Die Mittelfußknochen 2–4 bilden mit ihren Köpfchen ein weiterer Bogen, das Quergewölbe. Es ändert seine Form unter Belastung und sorgt für Elastizität bei der Verdrehung des Vorfußes. Orthopädisch sind folgende Strukturen besonders wichtig: Oberes und unteres Sprunggelenk (Art. talocruralis und Art. talotarsalis): zwischen Tibia und Trochlea tali bzw. zwischen Talus und Kalkaneus/Os naviculare/Os cuboidum (siehe Abbildung 2). Fußwurzelregion: Die Art. tarsi transversa (Chopart-Gelenk) besteht aus dem Talonavikulargelenk (TN-Gelenk) und dem Calcaneocuboidalgelenk (CC-Gelenk). Die Art. tarsometatarsalis (Lisfranc-Gelenklinie) besteht aus den Ossa cuneiformia I–III, dem Os cuboideum und den Ossa metatarsalia I–V. Zehengelenke (Art. metatarsophalangeae, interphalangeae prox. und dist.): als Zehengrundgelenke sowie Mittel- und Endgelenke (MTP-Metacarpo-Phalangealgelenk, PIP- proximalen Interphalangealgelenk und DIP- distalen Interphalangealgelenk entsprechend der Hand). Das obere Sprunggelenk (OSG) ermöglicht in einer anatomischer trasversalen Achse zwischen der Malleolengabel des Unterschenkels und dem Talus die Dorsalextension und Plantarflexion des Fußes. Über das Sprungbein werden die einwirkenden Kräfte auf den Rück- und Vorfuß verteilt. Die Malleolengabel wird durch die Syndesmosen und die Membrana interossea straff geführt, was bei Verletzungen zu Gelenkinkongruenzen und nachfolgender Arthrose führen kann. Häufiger als die Verletzungen der Syndesmosen sind jedoch Schäden am lateralen und medialen Bandapparat des oberen Sprunggelenks (OSG) durch Umknicken des Fußes (Supinations- bzw. Pronationstrauma) (Rüther & Lohmann, 2014, S. 282).

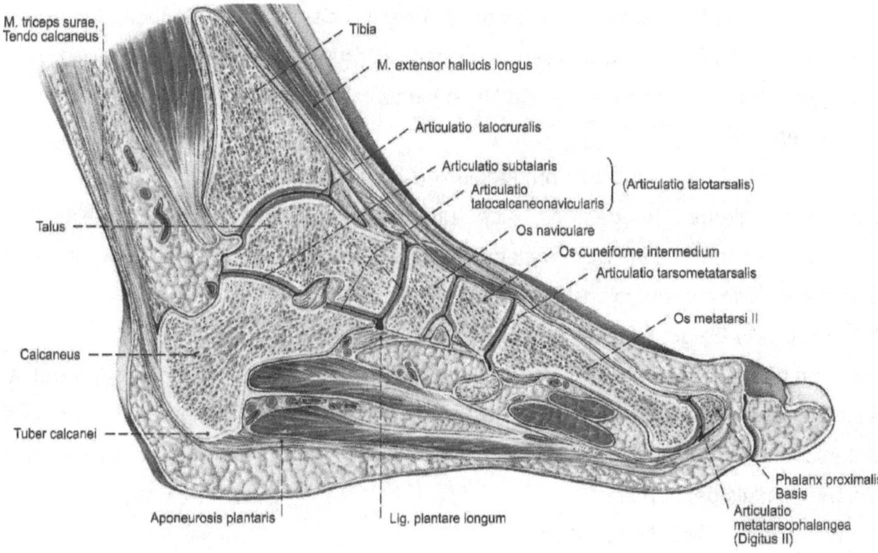

Abbildung 2: Fuß Ansichtsschnitt sagittal (Rüther & Lohmann, 2014, S. 284)

Die Gelenkachse des unteren Sprunggelenks (USG) verläuft schräg von dorsolateral nach ventromedial und ermöglicht eine Drehbewegung des Fersenbeins. Die Einwärtsdrehung, bei der der mediale Fußrand angehoben wird, bezeichnet man als Inversion, während die Auswärtsdrehung, bei der der mediale Fußrand gesenkt wird, als Eversion bekannt ist. Es ist wichtig zu beachten, dass die Beschreibung der einzelnen Gelenke und ihrer Beweglichkeit nicht darüber hinwegtäuschen sollte, dass das obere Sprunggelenk (OSG) und das USG in Verbindung mit den Fußwurzelgelenken funktionell miteinander verknüpft sind. Besonders das Chopart-Gelenk spielt eine wesentliche Rolle bei der Drehung des Vorfußes in Richtung Pro- und Supination, was das Stehen und Gehen auf unebenem Terrain erleichtert. Funktionell betrachtet sind die Zehengelenke Scharniergelenke, die Dorsalextension und Plantarflexion ermöglichen. Zwischen den Metatarsalköpfchen verlaufen die Nerven digitalis pedis, die bei der sogenannten Morton-Interdigitalneuralgie unter anderem durch Veränderungen im Quergewölbe beeinträchtigt werden können (Rüther & Lohmann, 2014, S. 282–283).

2.1.1 Gelenke des Fußes und Unterschenkels

Es existieren unzählige Beschreibungen von dem menschlichen Bewegungsapparat mit den Muskeln und Gelenken. Bei vielen Autoren sind die ähnlich, und trotzdem es gibt viele Kleinigkeiten die weichen voneinander ab. Der Autor dieser Studie hat sich bei der

Beschreibung entschieden für die aktuelle Ausgabe das Buches Manuelle Medizin 2 Böhni et al. (2023) um die unteren und oberen Sprunggelenke zu beschreiben. Das ermöglicht den leichten Einstieg und Verständnis in diese Arbeit. Funktionelle Etagen des Fußes:

1. Funktionelle Etage: Oberes Sprunggelenk (Articulatio talocruralis)

Extension: Hierbei handelt es sich um Abduktion und Pronation, was als Eversionskomponente im OSG bezeichnet wird. Flexion: Dies umfasst Adduktion und Supination, also die Inversionskomponente im OSG.

2. Funktionelle Etage: Unteres Sprunggelenk (Articulatio talotarsalis)

Eversion und Inversion erfolgen um eine schräge Achse, die von anterior-medial-kranial nach posterior-lateral-caudal verläuft. Die Eversion ist mit der Innenrotation des Unterschenkels verbunden, während die Inversion mit der Außenrotation des Unterschenkels gekoppelt ist.

3. Funktionelle Etage: Mittelfußgelenke

Die Articulationes tarsi transversale, auch bekannt als Linea amputationis Choparti, umfasst die Articulationes talonavicularis und calcaneocuboidalis sowie die Articulationes tarsometatarsales, die zur Linea amputationis Lisfranci gehören. Pronation/Supination: Diese Bewegungen beziehen sich auf die Rotation in der Fußlängsachse. Bei einem belasteten Fuß kommt es zu einer Torsion des Vorfußes gegen den Rückfuß: Eversion des Rückfußes geht mit Supination des Vorfußes einher, während Inversion des Rückfußes mit Pronation des Vorfußes verbunden ist. Zudem gibt es eine leichte Extension und Flexion.

4. Funktionelle Etage: Zehengrundgelenke

Diese Gelenke ermöglichen Dorsalextension und Plantarflexion (Böhni et al., 2023, S. 454–455).

Das obere Sprunggelenk (OSG) funktioniert teilweise als Scharniergelenk beschreibt Böhni et al., (2023) und kenhub.com (2023), was die Hauptbewegungen Flexion und Extension ermöglicht. Die Talusrolle hat eine keilförmige Struktur und ist daher an der Vorderseite breiter. Dies führt jedoch nicht zu einer signifikanten seitlichen Bewegung der Fibula während der Dorsalextension; diese beträgt lediglich etwa 1 mm. Die Rotationsachse für die Flexion und Extension verläuft leicht schräg von medial-anterior-kranial nach lateral-posterior-caudal. Inman (1977) hat gezeigt, dass die Talusrolle nicht nur als zylindrisch, sondern auch als kegelförmig interpretiert werden kann. Das bedeutet, dass die Talusrolle dorsal schmaler ist und medial eine stärkere Krümmung aufweist, was funktionell einer schräg liegenden Kegelform entspricht, die mit der erwähnten schrägen Achsenlage übereinstimmt. Dieses Modell erklärt auch Böhni et al., (2023) und kenhub.com (2023), warum die Fibula bei der Extension nur minimal seitlich ausweichen muss, da der Unterschied in der funktionellen Breite vorne und hinten gering ist. Daher ist die Bewegung im OSG nicht nur eine einfache Flexions- oder Extensionsbewegung, sondern es treten auch assoziierte (gekoppelte) Bewegungen auf, die sich auf das Referenzsystem des Unterschenkels beziehen. Bei der Dorsalextension ist die Hauptkomponente die Abduktion und Pronation (was die Eversionskomponente im OSG bei der Extension darstellt) oder die Innenrotation der Tibia im Verhältnis zum Talus. Bei der Plantarflexion hingegen sind die Hauptkomponenten Adduktion und Supination (was die Inversionskomponente im OSG bei der Flexion darstellt) sowie die Außenrotation der Tibia im Verhältnis zum Talus. Die Bewegungsachse im OSG entspricht der Achse des unteren Sprunggelenks (USG), jedoch mit einer viel geringeren Abweichung von der X-Achse: Die Abweichung von der X-Achse (Flexion/Extension) beträgt etwa 5° nach kranial und 6° nach anterior, wobei es große individuelle Unterschiede gibt. Die Hauptbewegung im OSG liegt also bei der Extension und Flexion. Es wird deutlich, dass das OSG und das USG eine funktionelle Einheit bilden, die Inversions- und Eversionsbewegungen umfasst. Im USG sind diese Bewegungen viel stärker kombiniert (assoziiert oder gekoppelt), während im OSG die Flexions- und Extensionskomponente im Vordergrund steht. Die Koppelung der Bewegungen zwischen OSG und USG ergibt sich auch daraus, dass am Talus keine Muskeln ansetzen; er fungiert als bewegliches Auflageelement zwischen diesen beiden Gelenken. Beim Stehen und Gehen dient der Fuß als Referenzsystem für die gekoppelte Bewegung: Bei der Dorsalextension neigt sich der Unterschenkel nicht nur nach anterior und lateral, sondern es kommt auch zu einer Innenrotation von etwa 10° (vergleichbar mit dem Bewegungsablauf beim Knien). Bei der Plantarflexion findet die umgekehrte Bewegung statt: Der Unterschenkel neigt sich nach posterior und medial und es kommt zu einer Außenrotation. Die Stabilität in der Frontalebene, die Pro- und Supination verhindert, wird durch die Malleolengabel, ihre Ligamente und die umgebende Muskulatur gewährleistet. Die bereits erwähnte Abduktionskomponente (Außenrotation) des Talus bei der Extension wird durch den Malleolus lateralis begrenzt, solange die

Syndesmose intakt ist (bei der Extension bewegt sich der Malleolus lateralis leicht nach posterior und lateral) (Böhni et al., 2023, S. 456–457).

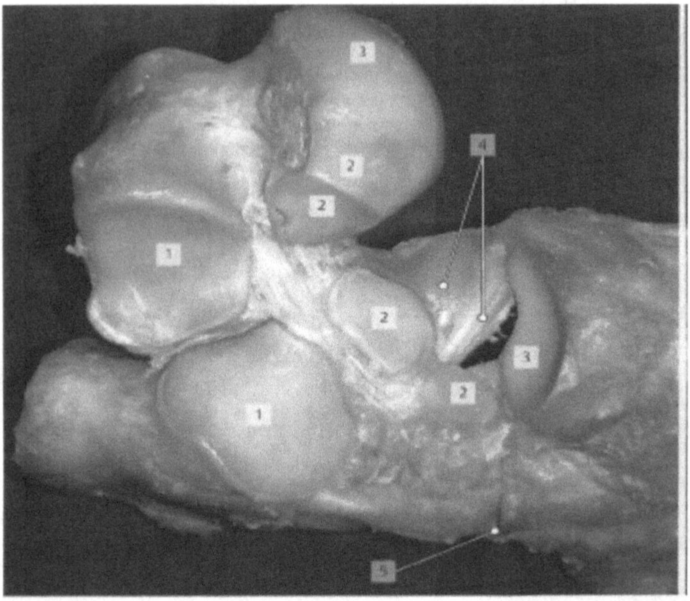

Abbildung 3: unteres Sprunggelenk (Böhni et al., 2023, S. 457)
Unteres Sprunggelenk: rechter Fuß von oben und lateral. Das Lig. talocalcaneum interosseum ist durchtrennt und der Talus nach medial weggeklappt. 1 = subtalare Facette des USG (Art. talocalcanearis pars subtalaris); 2 = anteriore Facette des USG (Art. talocalcanearis); 3 = Art. talonavicularis; 4 = Lig. calcaneonavicu-lare plantare = ‚Spring Ligament' = Pfannenband; 5 = Art. calcaneocuboidalis; 5/6 = bilden zusammen das Chopart-Gelenk. Das Lig. calca-neonaviculare plantare zieht vom Calcaneus (Sustentaculum tali) zum Os naviculare medial-plantar; es liegt medial-plantar.

In Abbildung 3, sieht man, wie viel Kontaktfläche zwischen dem Talus und dem Calcaneus im hinteren unteren Sprunggelenk (USG) vorhanden ist. Dabei sind 1 die subtalare Facette des USG (Art. talocalcanearis pars subtalaris) und 2 die anteriore Facette des USG (Art. talocalcanearis), Böhni et al., (2023), außerdem wird die Kontaktfläche der anteriore Facette des unteren Vorderen (3+4 = Articulatio talocalcaneonavicularis) zwischen Talus, Calcaneus und Naviculare dargestellt. Der Talus ist der höchste Punkt auf dem Calcaneus und dem Naviculare und verteilt die von oben wirkenden Kräfte über den Fuß. Anatomisch betrachtet besteht das USG aus zwei

Gelenkräumen: der Articulatio talocalcaneonavicularis (vordere Kammer) und der Articulatio subtalaris (hintere Kammer). Funktionell und biomechanisch werden die Gelenkflächen zwischen Talus und Calcaneus als das USG bezeichnet, während das Gelenk zwischen Talus und Os naviculare zusammen mit dem Gelenk zwischen Calcaneus und Kuboid als Chopart-Gelenk betrachtet wird. Es ist wichtig zu beachten, dass die Gelenkbewegungen als kinematisch geschlossene Kette betrachtet werden müssen. Die Articulatio talocalcanearis (das USG im engeren Sinne) besteht aus zwei getrennten Facetten: dorsal befindet sich das subtalare Gelenk, das distal konvex ist, und anterior liegt die vordere Gelenkfacette, die konkav ist. Eine kinematische Kette beschreibt Böhni et al., (2023) setzt sich aus mehreren Gliedern zusammen, die durch Gelenke miteinander verbunden sind. Sie ist geschlossen, wenn sich die einzelnen Gelenke nicht unabhängig voneinander bewegen können. Das USG überträgt die axiale Rotation des Unterschenkels (Innen- und Außenrotation) auf die axiale Rotation des Fußes in seiner Längsachse (Pronation und Supination). Dies erklärt auch die schräge Achse der USG-Bewegung im Raum, die als Inversions- und Eversionsachse bezeichnet wird. Die Inversion im USG ist mit einer Außenrotation des Unterschenkels gekoppelt. Das Ligamentum calcaneonaviculare plantare, das vom Calcaneus (Sustentaculum tali) zum Os naviculare medial-plantar verläuft, bildet zusammen mit der Plantaraponeurose und dem Ligamentum plantare longum die passive, statische Verspannungsstruktur des medialen Längsgewölbes. Dieses Band ist Teil der Articulatio talocalcaneonavicularis und ist von Knorpel bedeckt. Die aktive Verspannung des Längsgewölbes wird durch die Tibialis-posterior-Sehne gewährleistet, die über das Pfannenband zum Os naviculare sowie zu den Ossa cuneiformia I–III und Ossa metatarsalia II–IV verläuft. Die Stabilität des Talonavikulargelenks, das als Schlussstein des medialen Längsgewölbes fungiert, wird also durch das Pfannenband (statisch) und die Tibialis-posterior-Sehne (dynamisch) gesichert, insbesondere bei starken Belastungen wie beim Landen während des Gehzyklus oder nach Sprüngen. Die unterschiedlichen Krümmungen (hintere Kammer unregelmäßig konvex, vordere Kammer unregelmäßig konkav), die straffen ligamentären Verbindungen (zum Beispiel das Ligamentum talocalcaneare interosseum zwischen der hinteren und vorderen Facette des USG) sowie die schrägen Gelenkebenen führen zu einer gekoppelten (assoziierten) Bewegung um eine schräge Achse von anterior-medial-kranial nach posterior-lateral-caudal siehe Abbildung 4, die als Inversions-Eversions-Achse bezeichnet wird. Diese Achse steht dreidimensional im Raum und hat folgende Bewegungskomponenten, die nicht isoliert auftreten können Böhni et al., (2023):

X-Achse: Plantarflexion – Dorsalextension

Y-Achse: Supination – Pronation

Z-Achse: Adduktion – Abduktion

Summe: Inversion – Eversion

Die Mittelfußgelenke, auch Chopart-Gelenke genannt, umfassen die Articulatio talonavicularis und die Articulatio calcaneocuboidalis, die sich passiv um eine schräge Achse bewegen, Böhi et al., (2023) kenhub.com (2023), vereinfacht gesagt, findet hauptsächlich eine Pro- und Supinationsbewegung statt, wobei die Bewegung zwischen dem Talus und dem Os naviculare stärker ausgeprägt ist: Die Pro- und Supination im talonaviculären Gelenk beträgt etwa 25°, während sie im calcaneocuboidalen Gelenk nur 7° erreicht. Auch in der Lisfranc-Gelenklinie gibt es eine deutliche Pronations- und Supinationsbewegung (Naviculocuneiforme mediale etwa 7°; Lisfranc-Linie zwischen 2 und 11°). Zusätzlich gibt es Flexions- und Extensionsbewegungen von etwa 3 bis 10° in der Lisfranc-Linie. Zusammengefasst findet im Mittelfuß neben der Extension in der Lisfranc-Gelenklinie auch eine Pronations- und Supinationsbewegung statt, die man als Torsion des Vorfußes im Verhältnis zum Rückfuß beschreiben kann. Bei der Relativbewegung zwischen Vor- und Rückfuß dreht sich der Fuß um seine Längsachse. Das Metatarsale II bleibt dabei nahezu unbeweglich, da seine Basis wie ein Zapfen in der Nut zwischen dem Os cuneiforme I und III steckt. Inman (1977) und Debrunner (1998) haben die Koppelung von Eversion und Inversion des USG mit der Innen- und Außenrotation des Unterschenkels sowie der Torsion des Vorfußes in einem leicht verständlichen Modell erklärt. In diesem Modell wird der Fuß als eine subtalare Fußplatte dargestellt, die unter dem Talus steht. Obwohl die Bewegung des USG in diesem Modell stark vereinfacht dargestellt ist, dient es didaktischen Zwecken. Durch die schräge Ausrichtung der USG-Achse führt eine Tibiarotation beim unbelasteten Fuß (wenn der Vorfuß frei ist) zu einer Längsrotation der subtalaren Fußplatte, was Pro- und Supination zur Folge hat. Eine Außenrotation des Unterschenkels ist mit einer Inversion im USG und einer fortlaufenden Supination verbunden, während eine Innenrotation mit einer Eversion im USG und einer fortlaufenden Pronation einhergeht. Wenn der Vorfuß auf dem Boden fixiert ist, findet zwischen Vor- und Rückfuß eine kompensierende Rotation in der Fußlängsachse statt. Bei einer Außenrotation des Unterschenkels mit

Inversion im USG kommt es zu einer Pronation in den Mittelfußgelenken, was eine Torsion des Vorfußes zum Rückfuß zur Folge hat. In dieser Position wird eine maximale skelettale (Verwringung) und muskuläre Stabilisation erreicht, was besonders wichtig für die Hebelwirkung beim Abstoßen ist, sowohl in der terminalen Standphase als auch in der Vorschwungphase des Gangzyklus. Bei einer Innenrotation des Unterschenkels mit Eversion im USG findet eine Supination in den Mittelfußgelenken statt, was ebenfalls eine Torsion des Vorfußes zum Rückfuß zur Folge hat. Torsion beschreibt in diesem Zusammenhang die gegenläufige Bewegung des Vorfußes im Vergleich zum Rückfuß: die Supinationskomponente im USG steht der Pronation im Mittelfuß gegenüber. Diese Bewegungsübertragungen haben viele funktionelle Bedeutungen, insbesondere für Läufer_innen. Beim Aufsetzen der Ferse (Bodenkontakt und Belastungsreaktion während des Gangzyklus) führt die Bodenkraft zunächst zu einer Eversion des Rückfußes, worauf der Unterschenkel mit einer Innenrotation reagiert. Dies könnte ein Grund für häufige femoropatellare Beschwerden bei Läufer:innen sein. In der Abstoßphase sind Inversion des Rückfußes und Pronation des Vorfußes miteinander verbunden (Böhni et al., 2023, S. 458–459; kenhub.com, 2023).

2.1.2 Die Bänder der Fußgelenke

Obwohl die Talusrolle zwischen dem Innen- und Außenknöchel eingebettet ist, benötigt das obere Sprunggelenk (OSG) eine bindegewebige Unterstützung, um zu verhindern, dass der Fuß nach innen (Hypersupination) oder nach außen (Hyperpronation) umknickt. Ähnlich wie beim Kniegelenk übernehmen die Seitenbänder (Ligg. collateralia) diese Stabilitätsfunktion. Das Innenband, auch als Ligamentum deltoideum oder Ligamentum mediale bekannt, besteht aus verschiedenen Anteilen, die sich zwischen der Unterseite des Innenknöchels und den Knochen des Kahnbeins, Fersenbeins und Sprungbeins spannen. Der Anteil, der das Sprungbein betrifft, ist dabei funktionell am wichtigsten und gliedert sich in eine oberflächliche und eine tiefe Schicht. Die seitliche Bandverstärkung, auch Außenband genannt, setzt sich aus straffen Bindegewebszügen zusammen, die zwischen dem Außenknöchel und der Vorderfläche des Sprungbeins (Ligamentum talofibulare anterius), dessen Rückfläche (Ligamentum talofibulare posterius) sowie dem Fersenbein (Ligamentum calcaneofibulare) verlaufen. Wenn der Vorderfuß nach innen umknickt, können ein oder mehrere dieser Bänder reißen, was als Außenbandruptur oder OSG-Trauma bezeichnet wird. Dies führt dazu,

dass der Fuß eine abnorme Beweglichkeit in Richtung Supination erlangt und das Gelenk aufklappbar wird. In den meisten Fällen ist auch die Gelenkkapsel betroffen (Schwegler, 1998, S. 80).
Die Kapseln und Ligamente der Articulatio subtalaris sind entscheidend für die Stabilität dieses Gelenks. Es wird von zwei Kapseln gehalten: Auf der Hinterseite gibt es eine Kapsel, die sich rund um die Gelenkfläche des Talus erstreckt. An der Vorderseite hingegen befindet sich eine Kapsel, die sich die Articulatio talocalcaneonavicularis teilt. Aufgrund der Kontinuität der Gelenkflächen des Talus und der Kapseln sind die Bewegungen der Articulatio subtalaris und der Articulatio talocalcaneonavicularis eng miteinander verbunden und können nicht unabhängig voneinander betrachtet werden (Calais-Germain, 2005, S. 274).

2.1.3 Muskulatur des Unterschenkels

Das Sprunggelenk und die Fußmuskulatur setzen an vielen verschiedenen Knochen an, Calais-Germain (2005), kenhub.com (2023), am Femur finden wir den Musculus gastrognemius, der aus dem kaput mediale und dem kaput laterale besteht, auch bekannt als Zwillingswadenmuskel. An der Fibula sind mehrere Muskeln angesiedelt, darunter der Musculus extensor hallucis longus (langer Großzehenstrecker), der Musculus extensor digitorum longus (langer Zehenstrecker), der Musculus peroneus tertius oder Soleus (dritter Wadenmuskel), der Musculus fibularis longus (langer Wadenbeinmuskel) und der Musculus fibularis brevis (kurzer Wadenbeinmuskel). Außerdem gibt es den Musculus tibialis posterior (hinterer Schienbeinmuskel), der an der Tibia ansetzt. An der Tibia selbst finden wir den Musculus tibialis anterior (vorderer Schienbeinmuskel), den Musculus extensor digitorum longus (langer Zehenstrecker), den Musculus flexor digitorum longus (langer Zehenbeuger), den Musculus tibialis posterior (hinterer Schienbeinmuskel) und den Musculus soleus (Schollenmuskel). Der Calcaneus ist der Ansatzpunkt für den Musculus triceps surae (Drillingsmuskel), den Musculus extensor digitorum brevis (kurzer Zehenstrecker), den Musculus quadratus plantae (viereckiger Sohlenmuskel), den Musculus flexor digitorum brevis (kurzer Zehenbeuger), den Musculus adductor hallucis (Großzehenanzieher) und den Musculus abductor digiti minimi pedis (Kleinzehenabzieher). Am Talus setzt hingegen kein Muskel an. Es gibt zwei Arten von Muskeln, die auf den Fuß wirken: die extrinsischen Muskeln, die von anderen Knochen als den Fußknochen entspringen, wie Tibia, Fibula und Femur (zum Beispiel der Musculus gastrocnemius). Diese Muskeln enden alle an den Knochen des Fußes. Alle extrinsischen Muskeln des Fußes, mit Ausnahme des Musculus triceps surae, wirken auf das Sprunggelenk und den Fuß und sind vielgelenkig. Ihre Sehnen knicken entweder vorne oder hinten am Knöchel ab. Die intrinsischen Muskeln sind dagegen viel kürzer, setzen nur an den Fußknochen an und befinden sich hauptsächlich an der Fußsohle, wo sie einen Teil der Muskelmasse bilden. Die allgemeinen Bewegungsmöglichkeiten des Fußes im Sprunggelenk, die durch die äußeren Fußmuskeln ermöglicht werden, umfassen die dorsale Beugung. Diese wird durch die Sehnen an der Vorderseite der Achse, die durch die beiden Malleoli verläuft, bewirkt. Zu diesen Muskeln gehören der Musculus tibialis anterior, der Musculus extensor hallucis longus, der Musculus extensor digitorum longus und der Musculus fibularis tertius Calais-Germain (2005),kenhub.com (2023), die Sehnen, die an der Hinterseite des Fußes verlaufen, sind für die plantare Beugung verantwortlich. Der Musculus tibialis posterior hat eine starke Funktion in der Inversion und Supination sowie in der Plantarflexion. Der Musculus peroneus longus hingegen sorgt für Eversion und Pronation, ebenfalls in Verbindung mit der Plantarflexion. Beide Muskeln arbeiten synergistisch, um die Sprunggelenke im Einbeinstand sowie beim Abstoßen und Landen in der Sagittalebene zu stabilisieren, insbesondere in Bezug auf die Eversions-/Pronations- und Inversions-/Supinationstendenzen. Die erwähnte Torsion des Vorfußes wird ebenfalls optimal durch die Muskulatur stabilisiert. Wenn beide Muskeln gleichzeitig kontrahieren, führt dies zu einer Inversion und Supination des Rückfußes (der M. tibialis posterior setzt am Os naviculare an) und zu einer Pronation des Vorfußes (der M. peroneus longus setzt von lateral kommend plantar an der Basis des Os metatarsale I an). Diese Kontraktion schafft eine maximal stabile Situation mit Torsion (Verschraubung), sowohl statisch als auch dynamisch, und verstärkt das Fußlängsgewölbe. Beim Abstoßen und im Zehenstand sind bei Inversion (Supination) des Tarsus (Rückfuß) die Articulationes calcaneocuboidalis und talonavicularis sowie die Lisfranc-Reihe nahezu vollständig statisch (Torsion mit Pronation des Vorfußes) und dynamisch (muskulär) stabilisiert. Dies ist besonders wichtig für die Hebelwirkung beim kräftigen Abstoßen (Böhni et al., 2023, S. 459; kenhub.com, 2023).

2.1.4 Bewegungen und Achsen im unteren Sprunggelenk

In der Literatur unterscheiden sich die Bewegungsangaben für das USG leicht voneinander, aber es kann von einem Mittelmaß nach der Neutral-Null-Methode ausgegangen werden. Beim Vergleich der Quellen miteinander ergibt sich Folgendes: Eversion/Inversion: 10°–0°–20°. Die sogenannte Range of motion (ROM) wird am OSG/USG und am Fuß in zwei Ebenen und vier Richtungen erhoben. Hierbei sollen die verschiedenen Gelenke im Seitenvergleich interpretiert werden, da Abweichungen von der Norm oft als nicht pathologisch zu werten sind (Wurm et al., 2016, S. 113).

Calais-Germain beschreibt die Bewegungsmöglichkeiten im unteren Sprunggelenk „Eine weitere Besonderheit besteht darin, dass am Talus kein Muskel ansetzt" (Calais-Germain, 2005, S. 268).

Achsen und Bewegungen am Fuß: X-Achse: Plantarflexion – Dorsalextension; Y-Achse: Supination – Pronation; Z-Achse: Adduktion – Abduktion = Innenrotation (Tibia) = Außenrotation (Tibia) = Summe: Inversion – Eversion. Die Achse für die Inversion/Eversion steht schräg im Raum und ist vektoriell zusammengesetzt aus X-, Y- und Z-Achse (s. Abbildung 4). Supination (Rotation um die Fußlängsachse): Anheben des medialen Fußrands. Die Komponente der Supination wird von posterior betrachtet als Varusstellung des Rückfußes bezeichnet. Pronation (Rotation um die Fußlängsachse): Anheben des lateralen Fußrands. Die Komponente der Pronation wird von posterior betrachtet als Valgusstellung des Rückfußes bezeichnet (Böhni et al., 2023, S. 455).

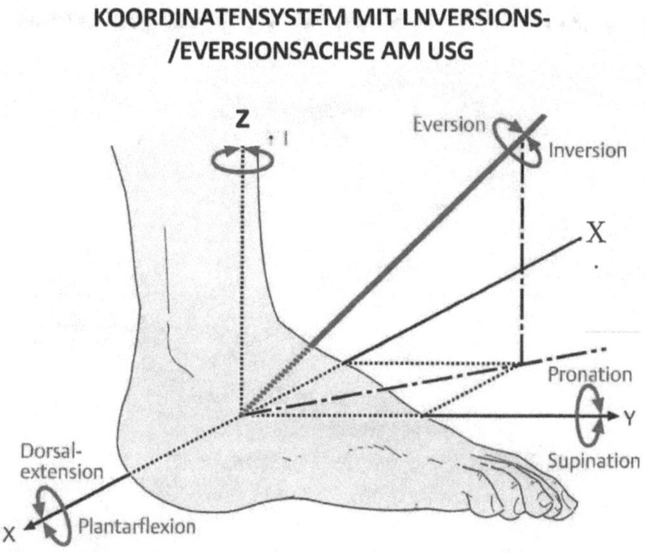

Abbildung 4: Achsen und Bewegungen am Fuß (Böhni et al., 2023, S. 455)

„In der Praxis werden die Bewegungen aufgrund der Form der Gelenkflächen und deren Orientierung automatisch um eine Achse kombiniert“ (Calais-Germain, 2005, S. 267). „Diese Achse wird als Henkesche Achse bezeichnet. Die Bewegungen um diese Achse sind Kombinationsbewegungen. Die Inversion wird gebildet aus einer Bewegung in Supination, Adduktion und Plantarflexion. Die Pronation, Abduktion und Dorsalextension werden als Eversion bezeichnet“, siehe Abbildung 5, Henkesche Achse, Inversion und Eversion (Calais-Germain, 2005, S. 273).

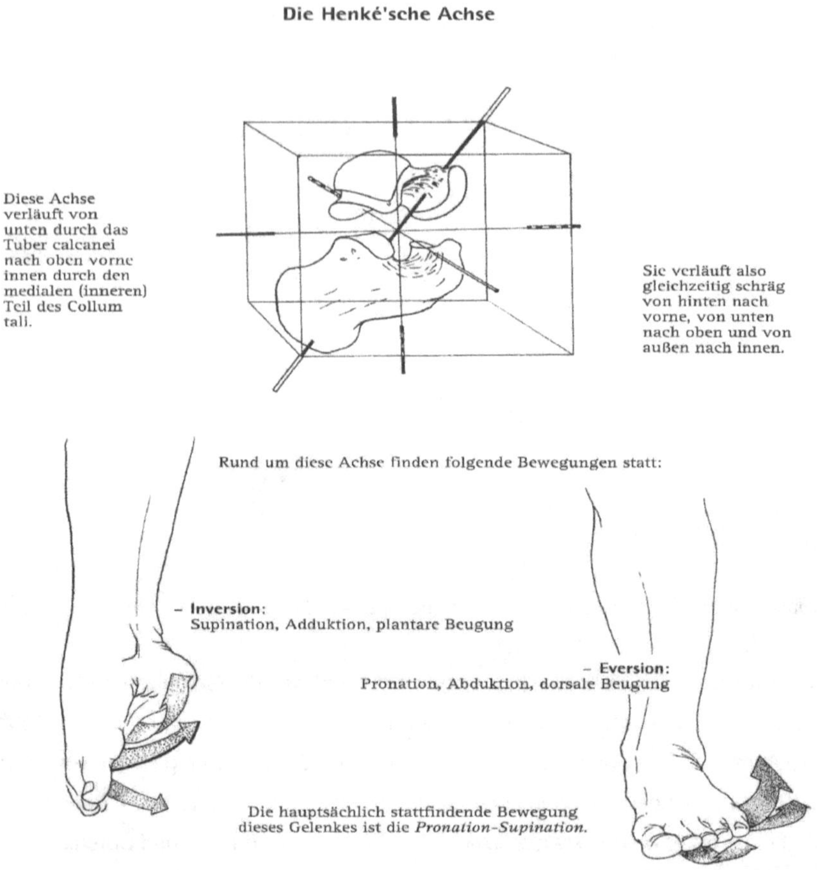

Abbildung 5: Inversion und Eversion (Calais-Germain, 2005, S. 273)

2.2 Wirkung der Körperlast

In der Literatur finden sich hauptsächlich Schätzungen zu den Kompressionskräften, die im Gelenk während des Gehens auftreten, Brokmeier (2009), während der Standphase eines Schrittes sind die Druckkräfte im Knöchel gut mit der Längsachse des Unterschenkels ausgerichtet und erreichen unter normalen Bedingungen Werte, die bis zu fünfmal so hoch sind wie das Körpergewicht. Diese Schätzungen gelten ebenfalls für das Knie und die Hüfte. Bei sportlichen Aktivitäten wie Laufen, Springen oder Gewichtheben können die Kompressionskräfte sogar das 10- bis 15- Fache des Körpergewichts erreichen. Die größte Kontaktfläche des oberen Sprunggelenks

(USG) befindet sich zwischen dem Talus und dem Calcaneus, sowohl in der hinteren Articulatio subtalaris (hintere Kammer) als auch in der Articulatio talocalcaneonavicularis (vordere Kammer). Infolgedessen wirken die Körperlast und andere Kräfte stark auf das USG, was zu erheblichen Kompressionskräften führt. Diese Kräfte können häufig zur Bildung von Adhäsionen und Kohäsionen führen, was die Beweglichkeit des Gelenks einschränkt, siehe Abbildung 6.

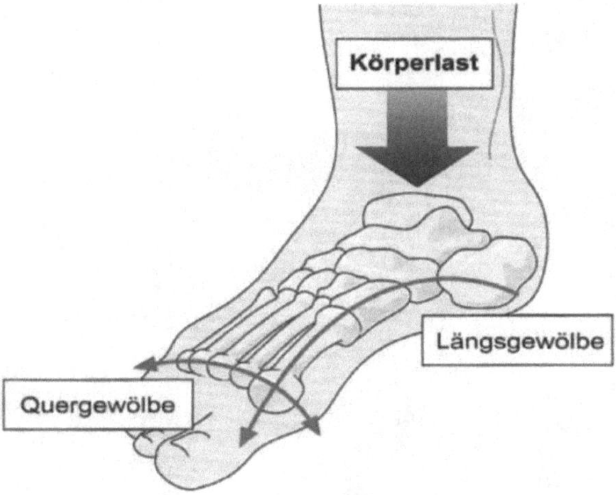

Abbildung 6: Wirkung der Körperlast (Rüther & Lohmann, 2014, S. 283)

2.2.1 Ganganalyse

Die Ganganalyse befasst sich mit der Zerlegung der Gesamtbewegungen des Körpers während der aufrechten Fortbewegung in verschiedene Funktionsabschnitte, die aus der Perspektive der orthopädischen Biomechanik differenziert bewertet werden, Brokmeier (2009), die bipedale Lokomotion erfordert insbesondere das Zusammenspiel von Muskulatur, Skelettsystem und Steuerung. Auch die Psyche spielt eine wichtige Rolle, da sie Ausdruck, Koordination und andere Aspekte beeinflusst, was ein breites Feld für die Analyse eröffnet. Beim aufrechten Gehen müssen Schwerkraft und die Trägheit der Körpermasse überwunden werden. Dabei wechseln sich das Spielbein und das Standbein ab, siehe Abbildung 7. Die Bewegung beginnt in einer Doppelstandphase. Während das Standbein auf der einen Seite auf dem Boden bleibt

(Einzelstandphase), schwingt das gegenüberliegende Bein nach vorn (Schwungphase). Sobald das Spielbein den Boden berührt, befinden wir uns erneut in einer Doppelstandphase, da das Standbein weiterhin auf dem Boden bleibt und in die Antriebsphase übergeht. Von dem Moment der Bodenberührung bis zu dem Zeitpunkt, an dem sich der Schwerpunkt des Körpers während der Antriebsphase über das belastete Sprunggelenk bewegt, bremst das vorherige Spielbein den Fliehkraftabstoß des Körpers. Während also eine Seite noch bremst, beschleunigt die andere bereits (Brokmeier, 2009, S. 113–115).

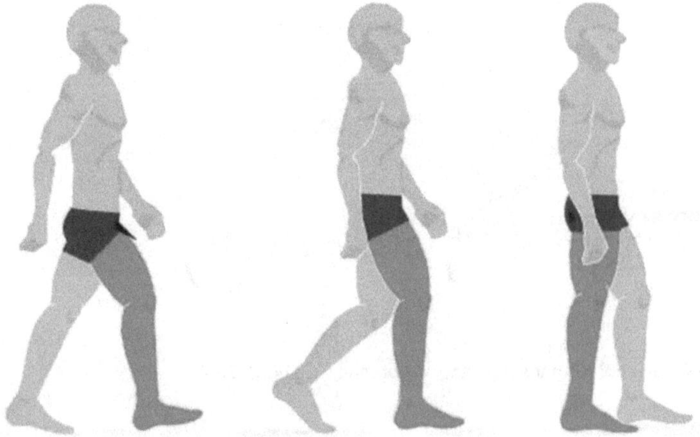

Abbildung 7: Gangphasen (Brokmeier, 2009, S. 114)

Die Arthrokinematische Beschreibung: Im Verlauf des Vorwärtsgehens hat der Körper das Endstadium der Doppelstandphase erreicht. Das linke Bein drückt sich, mit leicht gebeugtem Knie und Hüfte, maximal gegen die Gangrichtung. Der Oberschenkel strebt in die Nullstellung und zeigt eine leichte Adduktion in der Hüfte, während der Unterschenkel um etwa 20° nach außen rotiert. Die Hacke (Calcaneus) befindet sich in einer Inversionsstellung. Auch die Capita metatarsalis IV und V haben Bodenkontakt. Die Zehen sind abduziert und zeigen den Spreizreflex. In dieser Position trägt der Fuß etwa 120 % des Körpergewichts. Der Fersenschub erfolgt nach vorne lateral. Am Ende der Doppelstandphase übernimmt der linke Fuß nun ebenfalls etwa 120 % des Körpergewichts, wobei die Hacke und die Mittelfußköpfe IV und V auf dem Boden aufliegen (Brokmeier, 2009, S. 115).

2.3 Profession Chiropraktik

Die Chiropraktik, die im 19. Jahrhundert von Daniel David Palmer ins Leben gerufen wurde (der Begriff stammt aus dem Altgriechischen, wo „χείρ" (cheir) „Hand" und „πρακτικός" (praktikós) „tätig" bedeutet), basiert auf der Idee, dass verschiedene Krankheiten – auch solche, die nicht direkt mit dem Bewegungsapparat zu tun haben – durch Fehlstellungen der Wirbelgelenke verursacht werden können. Diese Fehlstellungen sollen dann durch gezielte manuelle Korrekturen, also Manipulationen, behandelt werden. Die Manipulation von Wirbelsäule und anderen Gelenken gehört zu den ältesten medizinischen Behandlungsmethoden. Schon in frühen Hochkulturen wurden solche Manipulationen als Heilkunst praktiziert. Hippokrates war beispielsweise ein großer Befürworter der spinalen Manipulation.Ein entscheidender Moment in der Geschichte der Chiropraktik war, als D. D. Palmer am 18. September 1895 seinen Hausmeister untersuchte, der unter Schwerhörigkeit litt. Palmer behandelte ihn mit einem gezielten Handgriff an der Halswirbelsäule, und der Hausmeister konnte daraufhin wieder besser hören. Dies gilt als die Geburtsstunde der Chiropraktik. Im Jahr 1897 gründete Palmer die „Palmer School of Chiropractic" in Davenport, Iowa (USA). Palmer behauptete nicht, die Chiropraktik erfunden zu haben, da die grundlegenden Prinzipien schon älter sind. Er stellte klar, dass er nicht der Erste war, der einen falsch stehenden Wirbel korrigiert hat. Allerdings beanspruchte er, derjenige zu sein, der einen Wirbel spezifisch unter Verwendung der Dorn- und Querfortsätze bewegt hat. Diese Spezifität war entscheidend dafür, die Chiropraktik sowohl in der Theorie als auch in der Praxis zu revolutionieren (Simon, 2019, S. 16–17).

Chiropraktik wird oft als eine Kombination aus Kunst, Wissenschaft und Philosophie betrachtet und verfolgt einen einzigartigen Ansatz innerhalb der Medizin. Wenn das Nervensystem aus verschiedenen Gründen Störungen oder Fehlinformationen erfährt, kann das zu Einschränkungen oder sogar zum Verlust von Steuerung und Kontrolle führen. Jede lebende Zelle besitzt das Potenzial zur Selbstregulation und Regeneration. Ziel der chiropraktischen Behandlungen ist es, dieses Überlebenspotenzial zu aktivieren. Für die Ausbildung in Chiropraktik am Chiropraktik Campus Hamburg sowie für das Masterstudium in Chiropraktik an der Donau-Universität Krems bildet das „Leitbild der Chiropraktik" die philosophische und wissenschaftliche Grundlage (Haselmeyer, 2013, S. 1).

Im Jahr 1995 wurde das Council on Chiropractic Practice (CCP) als unpolitische und gemeinnützige Organisation in Phoenix, Arizona, USA, gegründet. Die Hauptaufgabe des CCP besteht darin, evidenzbasierte Richtlinien zu entwickeln, Forschungsarbeiten durchzuführen und weitere Aufgaben zu übernehmen, die der Förderung der Chiropraktik dienen. Ziel ist es, einen Leitfaden zu erstellen, der den praktizierenden Chiropraktiker_innen weltweit zur Verfügung steht und den Verbrauchern zugutekommt (Dr. A. D. Jenks, 2013, S. 8).

Die CCP-Guidelines wurden von den Präsident_innen aller nordamerikanischen Chiropractic Colleges unterzeichnet und von allen bedeutenden nationalen sowie internationalen Vereinigungen und Verbänden anerkannt. Diese Richtlinien fungieren als wertvoller Leitfaden für zahlreiche Chiropraktiker_innen weltweit in ihrer täglichen Praxis. Im Rahmen des Master of Science-Studiums an der Donau-Universität Krems ist es wichtig, dass die Studierenden diesen Leitfaden anerkennen. Derzeit ist die Chiropraktik ein Bereich des Gesundheitswesens, der die Selbstheilungskräfte des Körpers unterstützt, ohne auf Medikamente oder chirurgische Eingriffe zurückzugreifen.

2.3.1 Chiropraktische Justierungen

Die manuelle Manipulation von Gelenken ist den *Doctors of Chiropractic* (D. C.s) vorbehalten. Historisch betrachtet sind D. C.s in den USA sowohl Chiropraktiker als auch Osteopathen im Sinne ihrer Begründer. Chiropraktiker verschreiben keine Medikamente, haben jedoch ihr Augenmerk zunehmend auf die Behandlung von Weichteilen wie Muskeln, Sehnen, Bändern, Bindegewebe, Faszien, Kapseln, Organen sowie Blut- und Lymphgefäßen gelegt. Viele dieser Techniken stammen aus der Osteopathie und haben sich somit mehr an die Grundphilosophie von Andrew Taylor Still angenähert. Dennoch bleibt die übergeordnete Rolle des Nervensystems, das alle anderen Systeme kontrolliert und koordiniert, ein zentraler Aspekt. nnIn Europa entwickelte sich die Osteopathie anders, hauptsächlich durch Schüler von Still. Zu den bedeutenden Persönlichkeiten zählen John Martin Littlejohn (1867–1947), William Garner Sutherland (1873–1954) und John Upledger (1932–2012). Eine detaillierte

Entwicklung der Osteopathie in Europa kann in weiterführenden Büchern zu diesem Thema nachgelesen werden. nnIm Jahr 1897 gründete Palmer die Palmer School of Chiropractic in Davenport, Iowa, USA, die 1961 in Palmer College of Chiropractic umbenannt wurde. Zu Beginn betrug die Studienzeit nur drei Monate. Unter den ersten Studierenden waren Bartlett Joshua Palmer (1881–1961) und Mabel Heath, sein Sohn und seine zukünftige Schwiegertochter (sie heirateten 1904). D. D. Palmer wird als Erfinder der Chiropraktik angesehen, während B. J. Palmer als deren Entwickler gilt. D. D. Palmer lehnte technische Hilfsmittel zur Auffindung von Störfeldern ab und setzte auf das Palpieren zur Identifizierung von Subluxationen. Der Widerstand der Ärzteschaft gegen die sogenannte Laien-Behandlung wuchs. Im Jahr 1906 wurden beide Palmers verhaftet und wegen unerlaubten Ausübens des medizinischen Berufs in Iowa verurteilt, jedoch nach 17 Tagen wieder freigelassen. Zu dieser Zeit war es Ärzten vorbehalten, Diagnosen zu stellen. B. J. Palmer argumentierte, dass er als Chiropraktiker keine Diagnosen, sondern Analysen durchführe. Zudem distanzierte er sich vom Begriff Behandlung und bezeichnete den Kontakt mit dem Patienten als Adjustierung. Daher gibt es in der Chiropraktik im Gegensatz zum schulmedizinischen System keine formellen Diagnosen, sondern lediglich Feststellungen von sogenannten Subluxationen. Die Symptome oder Erkrankungen, die aus diesen Subluxationen resultieren, sollten sich nach der Ursachenadjustierung durch die Selbstheilungskräfte des Körpers regulieren und von selbst heilen können (Simon, 2019, S. 19).

„Die chiropraktische Justierung korrigiert die Subluxation, indem sie das schadhafte neurologische Muster durchbricht. Sie stellt die physiologische Beweglichkeit und Position eines Gelenkes wieder her und löst faszialer Adhäsionen“ (Haselmeyer, 2013, S. 13).

Ziel der Justierung ist es, die Subluxation durch einen schnellen Impuls zu beheben. Dieser Impuls löst nicht nur einen mechanischen Reiz auf das Segment, sondern auch auf neurologischer Ebene aus. In der neuesten Studie von (Haavik et al., 2021, S. 2675–2720) wurde mithilfe transkranieller Magnetstimulation nachgewiesen, dass eine Justierung neuromuskuläre Veränderungen bewirkt. In der Kodierung der *International Statistical Classification of Diseases and Related Health Problems* (ICD-10) für klinische Medizin sind die chiropraktischen Behandlungen bzw. Justierungen unter M.99 erfasst und die Funktionsstörungen in den unteren Extremitäten sind in

M.99.86 und M.99.99 als sonstige biomechanische Funktionsstörungen: untere Extremität klassifiziert.

2.3.2 Ziel der Chiropraktik

Die Technik der Chiropraktik konzentriert sich auf die Korrektur der sogenannten chiropraktischen Subluxation. Diese wird definiert als ein Zustand, in dem das Gehirn aufgrund einer hohen Stressbelastung teilweise die optimale Kontrolle über den Körper verloren hat. Dies kann zu einer Fixation oder Verschiebung eines Gelenks aus seiner natürlichen Position führen, was weitreichende negative Auswirkungen auf die Funktion des Nervensystems hat, sowohl in afferenter als auch in efferenter Richtung. Darüber hinaus hat eine Subluxation auch pathologische Auswirkungen auf Knochen, Muskeln und Faszien. Es ist wissenschaftlich nachgewiesen, dass eine Subluxation immer sowohl biomechanisch-strukturelle als auch neurologische Auswirkungen hat (Haselmeyer, 2013, S. 4).

Der menschliche Organismus ist mit einer angeborenen Intelligenz, auch als innate intelligence oder Selbstheilungskräfte bekannt, ausgestattet. Das natürliche Bestreben des Körpers besteht darin, sich in einem Zustand des ausgewogenen, selbstregulatorischen Gleichgewichts, auch Homöostase genannt, zu befinden. Das Nervensystem fungiert als Bindeglied zwischen Funktion und Struktur, um diesen Zustand zu erreichen und aufrechtzuerhalten. Der Hauptfokus des Chiropraktikers liegt darauf, den Gesundheitszustand der Patient_innen zu optimieren, indem Subluxationskomplexe korrigiert oder behandelt werden. Diese Behandlungen konzentrieren sich hauptsächlich auf die Wirbelsäule. Bei näherer Betrachtung können im Prinzip alle Erkrankungen (außer den Kontraindikationen) behandelt werden. Dabei werden weit mehr als nur Knochen, Gelenke oder Nerven angesprochen. Durch die Aktivierung der Selbstheilungskräfte wird der gesamte Organismus, einschließlich der psychischen Komponente, behandelt, da alles in einem großen Zusammenspiel der Funktionen steht: Alles beeinflusst alles. Die Behandlung kann einen Prozess in Gang setzen, bei dem Patient_innen die Symptome in der rückläufigen Reihenfolge ihres Auftretens wieder verspüren, bis sie hoffentlich eine mehr oder weniger vollständige Genesung erreichen. Dieser Prozess kann in unterschiedlicher Geschwindigkeit zur Wiedererlangung der Gesundheit führen. An diesem Punkt wird die Chiropraktik manchmal als unwissenschaftlich kritisiert, da es nur wenige wissenschaftliche Studien zu diesem Thema gibt. Es ist empirisch belegt, dass Chiropraktik wirkt, aber das Wie ist noch nicht abschließend wissenschaftlich nachgewiesen. Daher wäre es wünschenswert, wenn weitere Forschungsergebnisse zu den grundlegenden Mechanismen vorliegen würden (Simon, 2019, S. 22).

2.4 Aktuelle Manipulationstechniken im USG

In der Fachliteratur sind nur wenige Manipulationstechniken für das USG beschrieben und bei allen bekannten Varianten bis heute wurde nur mit Händen manipuliert, ohne Einsatz von Hilfsmitteln/Technik. Im Internet wurde nur eine Studie in den letzten 25 Jahren veröffentlicht, die sich mit den Manipulationen an den unteren Extremitäten beschäftigt hat (Lawrence, 2001, S. 66–71).

In dem Journal of Manipulative and Physiological Therapeutics wurde eine randomisierte kontrollierte Studie von Holt et al., (Holt et al., 2016) über die Wirksamkeit chiropraktischer Behandlung zur Verbesserung der mit dem Sturzrisiko bei älteren Menschen verbundenen sensorischen und motorischen Funktion durchgeführt. Die Behandlungen dauerten zwölf Wochen an, die Proband_innen waren über 65 Jahre alt. Alle Proband_innen bekamen während der Studie chiropraktische Behandlungen an der Wirbelsäule. Als sekundäres Ergebnis wurde festgestellt, dass sich das Gefühl für die Position des Sprunggelenks signifikant verbesserte. Im Verlauf von zwölf Wochen verbesserte sich die chiropraktische Gruppe im Vergleich zur Kontrollgruppe in der Reaktionszeit bei der Auswahl von Schritten (119 Millisekunden; 95 % Konfidenzintervall [CI], 26–212 Millisekunden; P = 0,01) und in der durch Schall erzeugten Blitzillusion (13,5 %; 95 % CI, 2,9–24,0 %; P = 0,01). Das Gefühl für die Position des Sprunggelenks verbesserte sich im Verlauf der vier- und zwölfwöchigen Untersuchungen (0,20°; 95 % CI, 0,01–0,39°; P = 0,049) (Holt et al., 2016, S. 267–278).

Mit der wachsenden Akzeptanz der Chiropraktik werden die klinischen Fähigkeiten zur Diagnose und Beurteilung sowohl beibehalten als auch verbessert. Chiropraktiker_innen nutzen die gleichen Beurteilungsverfahren wie andere Therapeut_innen, dazu gehören die Standardanamnese, körperliche Untersuchungen, Laboruntersuchungen, Röntgenuntersuchungen und verschiedene spezielle Untersuchungen, wie zum Beispiel orthopädische und neurologische Untersuchungen. Darüber hinaus kommen zahlreiche chiropraktische Techniken zum Einsatz. Die Informationen, die während der klinischen Untersuchung gesammelt werden, helfen nicht nur dabei, eine präzise und angemessene Diagnose zu stellen, sondern ermöglichen es den Chiropraktiker_innen auch, die passenden manipulativen Verfahren für die Behandlung ihrer Patient_innen auszuwählen. In diesem Beitrag werden einige dieser speziellen manipulativen Verfahren vorgestellt, gefolgt von einem Ansatz zur Behandlung der unteren Extremitäten. Die erste Variante sieht folgendermaßen aus: Der oder die Patient_in liegt in Bauchlage mit einem gebeugten Knie, während die Chiropraktor_innen das proximale Bein am dorsalen distalen Oberschenkel fixieren. Der Fuß des oder der Patient_in befindet sich auf Höhe des Gesichts oder der Brust des Chiropraktikers. Der oder die Chiropraktor_in übt eine Traktion auf das Sprunggelenk aus, indem er oder sie beide Hände in Verlängerung des Unterschenkels des oder der Patient_in nach distal bewegt. Um die Sprunggelenke weiter zu öffnen, werden sie mit festem Griff leicht nach distal auseinander gedrückt, während gleichzeitig mit dem Daumen der Fuß in Pronation oder Eversion gedrückt wird. Am Ende der passiven Bewegung wird ein kurzer, schneller chiropraktischer Impuls weiter distal und in Pronation gegeben. Dies geschieht, indem die Schultern mit den Armen ruckartig angehoben werden, beide Hände gleichzeitig in Supination und Ulnarabduktion bewegt werden und beide Daumen nach lateral-distal gedrückt werden. Durch das gleichzeitige Bewegen der Hände in Supination entsteht ein Hebel: Da die Finger auf der Fibula, also der lateralen Seite des Fußes, bleiben, wird der Fuß mit den Daumen nach lateral gehebelt (Simon, 2019, S. 230).

Die zweite Variante gestaltet sich folgendermaßen: allgemeine Fersenbeintechnik: Distraktion dorsal, in Flexionsstellung des Fußes wird der Talus von anterior fixiert und am Calcaneus wird ein tangentialer Schub nach caudal ausgeübt. Dadurch wird vor allem die dorsale Gelenkfacette des USG (Articulatio subtalaris) distrahiert. Eine Mitbewegung des Talus kann nicht restlos verhindert werden. Durch nach medial oder lateral leicht verlagerte Handstellung kann eine Mobilisation des Calcaneus mehr in Richtung Eversion bzw. Inversion erzeugt werden (Böhni et al., 2023, S. 467–468; Lawrence, 2001, S. 70; Leemkuil, 1998, S. 151; Schomacher, 2007, S. 58–59).

Die dritte Variante sieht so aus: Der oder die Patient_in liegt in Rückenlage mit gestrecktem Knie und wird von am dorsalen Talus mit proximaler Hand von den Chiropraktor_innen fixiert. Distraktionsmanipulation der dorsalen subtalaren Facette des USG: Durch Verriegelung des OSG in Extension-Eversion kann das USG in Richtung Eversion (Extension-Pronation-Abduktion) vorgespannt und mittels kombinierter

Traktions-Extensions-Manipulation dorsal distrahiert werden (‚Schaufelbewegung‘) (Böhni et al., 2023, S. 465).

Unten zeigen die Abbildungen 8–15 die aktuell bekannten Varianten der Manipulationen und Justierungen am USG (Art. subtalaris).

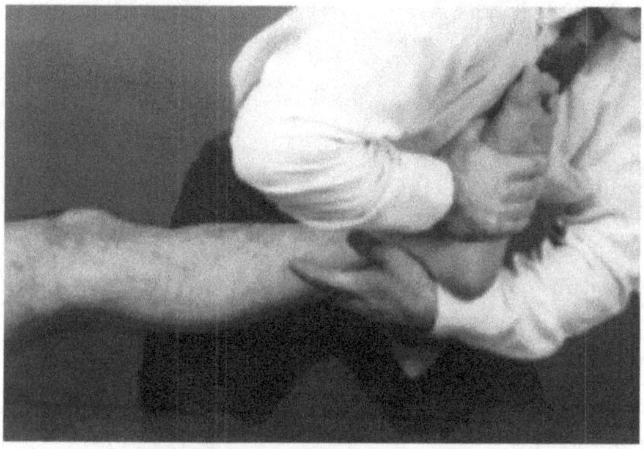

Abbildung 8: Medially subluxated talus technique (Lawrence, 2001, S. 70)

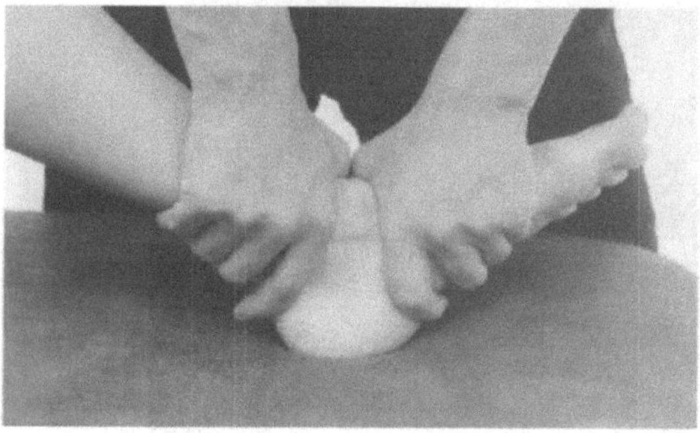

Abbildung 9: Art. Subtalaris, laterale Separationsmanipulation (eingeschränkte Iversion) (Leemkuil, 1998, S. 168)

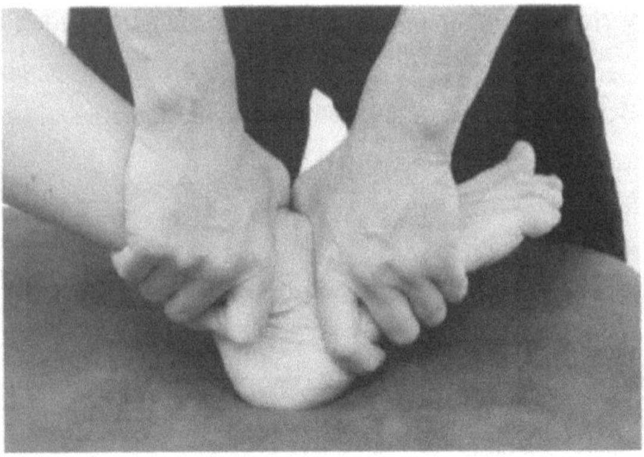

Abbildung 9: Art. subtalaris, mediale Separationsmanipulation (eingeschränkte Eversion) (Leemkuil, 1998, S. 169)

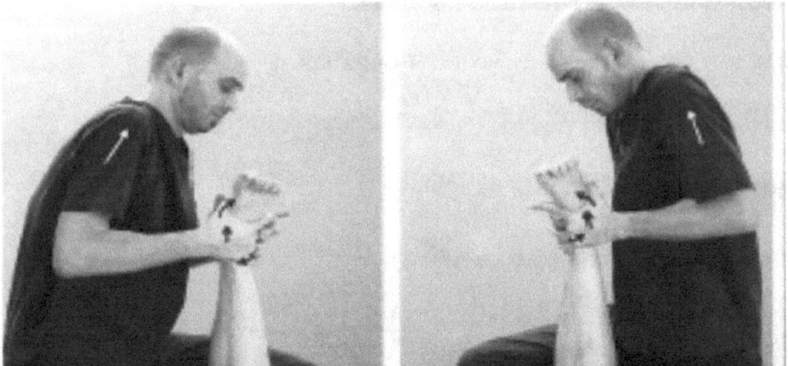

Abbildung 10: chiropraktische Justierung Henrik Simon (Simon, 2019, S. 230–231)

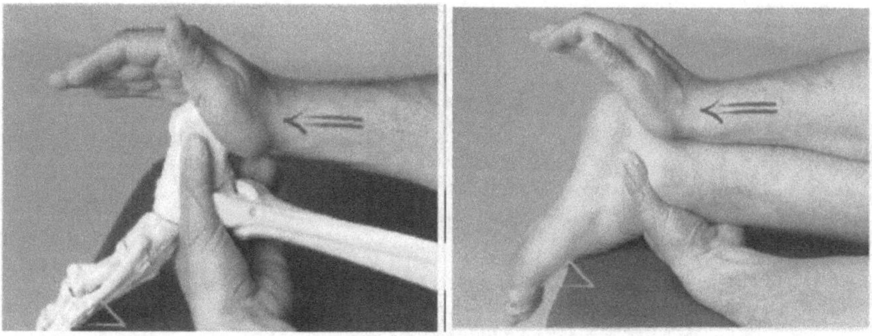

Abbildung 11: Impulsmanipulation Variante a. Mobilisation des Calcaneus mittels tangentialen Schubes nach distal. Klaffen der dorsalen Facette des USG (Böhni et al., 2023, S. 468)

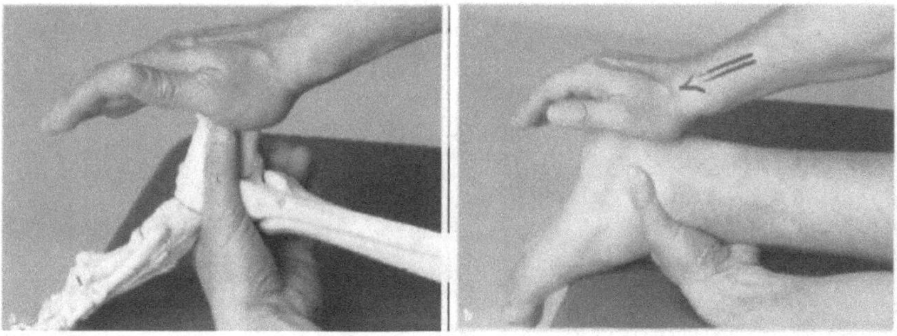

Abbildung 12: Impulsmanipulation Variante b. Mittels nach medial oder lateral versetzter Handanlage am Talus (Böhni et al., 2023, S. 468)

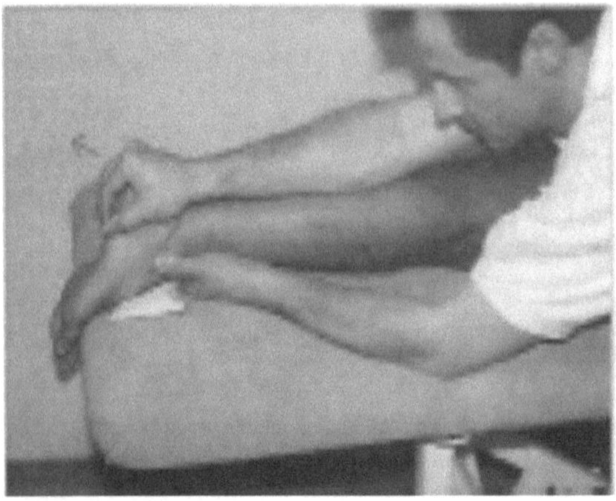

Abbildung 13: Behandlung bei kapsuloligamentärer Hypomobilität (Schomacher, 2007, S. 59)

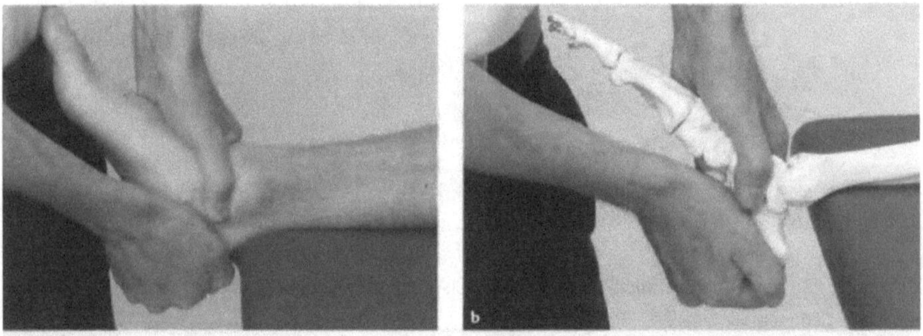

Abbildung 14: Distraktion dorsal Art. Subtalaris (Böhni et al., 2023, S. 465)

Der Schwierigkeitsgrad der Durchführung, die Anforderung der Spezifität der Manipulation und als Folge die starke Belastung für Daumen und Handgelenk der Chiropraktor_innen waren die Beweggründe für die Entwicklung der neuen Technik. Die neue Technik ist vom Autor entwickelt worden, damit jede_r Chiropraktor_in auch in der Ausbildungszeit/Studienzeit bzw. am Anfang seines oder ihres beruflichen Werdegangs mithilfe von bereits vorhandenen chiropraktischen Hilfsmitteln, in diesem Fall dem Einsatz eines portablen Drops und Sandsäckchens in unterschiedlichen Größen, eine erfolgreiche Manipulation des USG durchführen kann.

3 Forschungsdesign und -methode

Eine interventionelle Studie im prä-post-Design ist eine effektive Methode, um die Wirksamkeit einer Behandlung zu untersuchen. In diesem Fall wird die chiropraktische Justierung am hinteren unteren Sprunggelenk, insbesondere am Art. Subtalaris, bei Patient_innen mit chronischen belastungsabhängigen Schmerzen im unteren Sprunggelenk betrachtet. Durch den Vergleich der Schmerzlevel und der Funktionalität der Patient_innen vor und nach der Intervention können wertvolle Erkenntnisse über die Effektivität der chiropraktischen Behandlung gewonnen werden.

3.1 Forschungsdesign

Um die Forschungsfrage zu beantworten, wurde eine interventionelle klinische Studie ohne Kontrollgruppe mit 25 Teilnehmer_innen im Alter von 18 bis 60 Jahren, jeweils Männer und Frauen, gewählt (Röhrig et al., 2009, S. 262–268). Auf eine Kontrollgruppe wurde aus zwei wichtigen Faktoren verzichtet:

1. Alle Proband_innen haben in der Vergangenheit ärztliche oder osteopathische bzw. physiotherapeutische Manipulationen und Behandlungen bekommen. Die bisherigen Behandlungen erbrachten nur kurzzeitig oder maximal bis zur zweiten Trainingseinheit positive Wirkung.
2. Aufgrund der Spezifik und des seltenen Vorkommens des zu untersuchenden Problems und in der Folge auch der zumutbaren Entfernung der Proband_innen zur Praxis konnte die empfohlene Zahl von 50 Teilnehmer_innen in der vorgesehenen Zeit für die Masterthesis nicht erreicht werden. Infolgedessen wurde ein Prä-Post-Design verwendet, um zu überprüfen, inwiefern die Proband_innen eine Verbesserung der beschriebenen Beschwerden erfahren. Die neu entwickelte Technik ist für die Patient_innen mit Kompressionsimmobilisation im USG gedacht. Für die neu entwickelte Technik existieren noch keine Daten oder Erfahrungen. In der vom Autor durchgeführten Studie haben alle Proband_innen die chirotherapeutischen und/oder osteopathischen und/oder manualtherapeutischen Manipulationen an Wirbelsäule, Knie und Sprunggelenk mehrmals erhalten sowie andere physikalische Mobilisationsbehandlungen am OSG/USG. Die oben aufgelisteten Therapiemaßnahmen (siehe Kapitel 1 Absatz 3) brachten keine stabilen anhaltenden Erfolge bei den Proband_innen, die sich für diese Studie mit der neu entwickelten Technik gemeldet haben.

3.1.1 Studienpopulation

Die Proband_innen für die Studie werden über Physiotherapiepraxen, Ärztepraxen, Sportvereine, Fußballklubs, Tennisklubs, Laufvereine sowie via Internet durch Anzeigen rekrutiert. Die Aufnahmekriterien waren: zwischen 18 und 60 Jahre, das Problem besteht seit mindestens sechs Monaten bis zu drei Jahren, früher waren die Proband_innen aktiv und haben als Ziel, wieder aktiv zu werden.

Wegen der Spezifik und des sporadischen Vorkommens des zu untersuchenden Krankheitsbildes und in der Folge auch der zumutbaren Entfernung der Proband_innen zur Praxis, konnte die von der Universität Krems empfohlene Zahl von 50 Teilnehmer_innen in der vorgesehenen Zeit für die Masterthesis nicht erreicht werden.

3.1.2 Datenerhebung

Die erhobenen Daten wurden sorgfältig während der Laufzeit der Studie vom 01.05.2024 bis zum 30.09.2024 gesammelt und für jede_n Proband_in unter der zugeteilten Nummer in der Anhang Tabelle A1 erfasst.

Bei der Studie haben insgesamt 22 Proband_innen teilgenommen, davon sind 6 weiblich und 16 männlich. Die Befunde zeigen zunächst einen höheren Anteil der Proband_innen mit rechtsseitiger Immobilität im USG auf der rechten Seite.

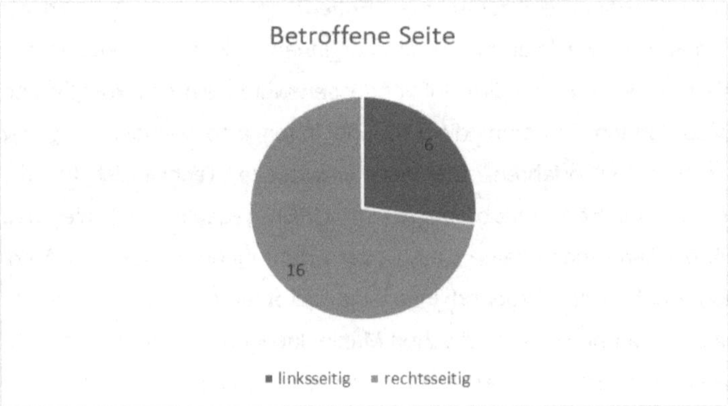

Abbildung 16: Seitenverteilung bei den Proband_innen (eigene Darstellung)

Des Weiteren ist ein großer Unterschied bei der Verteilung der Geschlechter zu erkennen, wobei die Männer mit 16 (72.70 %) Probanden und die Frauen mit 6

(27.30 %) Probandinnen vertreten sind. Eine weitere Besonderheit zeigt sich in der internen Verteilung der betroffenen Seiten, die Frauen mit 6 Probandinnen (100 %) sind jeweils zu 50.00 % rechts und zu 50.00 % links betroffen. Bei den Männern mit 16 Probanden (100 %) ist eine deutlichere Immobilität auf der rechten Seite mit 13 (81.25 %) zu beobachten, wobei lediglich 3 (18.75 %) Betroffene über linksseitige Beschwerden berichteten siehe Abbildung 23 und Tabelle 1.

Tabelle 1: Verteilung der Proband_innen nach der betroffenen Seite und Geschlecht (eigene Darstellung)

		Linksseitig betroffen	**Rechtsseitig betroffen**	**Gesamt**
Anzahl	*n*	6	16	22
	davon weiblich in %	50.00 %	18.80 %	27.30 %
	davon männlich in %	50.00 %	81.20 %	72.70 %
Alter	*M* (*SD*)	44.83 (15.34)	42.69 (11.55)	43.27 (12.34)

M = Mittelwert, *SD* = Standardabweichung

Bei allen 25 Proband_innen wurde die chiropraktische Aufnahmeuntersuchung durchgeführt und dokumentiert. Drei Patient_innen schieden aus der Studie aus: Eine Person erlitt einen Unfall und konnte aufgrund des dabei gebrochenen Fußes nicht weiter an der Studie teilnehmen. Eine zweite Person brach die Studie nach der vierten Behandlung ab und eine dritte Person ist von der Studie nach der fünften Behandlung ferngeblieben, ohne sich abzumelden. Die anderen 22 Proband_innen haben an der Studie vollumfänglich teilgenommen. Zudem haben alle Proband_innen eine Einverständniserklärung unterschrieben und eine Kopie davon für ihre Unterlagen erhalten. Die Studie wurde im Zeitraum vom 01.05.2024 bis zum 30.09.2024 durchgeführt. Alle Proband_innen wurden darüber aufgeklärt, dass ihre Daten anonymisiert ausgewertet werden und alle personenbezogenen Daten spätestens am 30.10.2024 gelöscht werden. Damit erlischt zu diesem Zeitpunkt auch die Möglichkeit, sich von der Studie abzumelden bzw. zurückzutreten. Die Messungen für Beweglichkeit,

Gleichgewichtskontrolle und schmerzensabhängige Belastungsfähigkeit wurden zwei Mal durchgeführt, das erste Mal vor den Behandlungen und das zweite Mal nach der 8. Behandlung. Alle Proband_innen wurden acht Mal behandelt, zweimal pro Woche, bei einer Dauer von vier Wochen. Die Proband_innen wurden einzeln behandelt, sodass der Beginn der Studie mit jeder Person individuell vereinbart werden konnte. Das ermöglichte es, 22 Proband_innen für diese spezielle Studie zu rekrutieren. Die empfohlene Behandlungszahl von acht- bis zwanzigmal, zwei bis dreimal die Woche, vom Chiropraktik Campus Hamburg wurde mit acht Behandlungen in vier Wochen eingehalten.
Da die Behandlungsdauer für die Korrektur einer Subluxation vom einzelnen Patienten oder der Patientin abhängt, sollte die Häufigkeit der Besuche auf einer Verringerung und schließlich auf der Beseitigung der Indikatoren der Subluxation basieren. Es wurden Versuche unternommen, eine angemessene Anzahl und Häufigkeit von Besuchen beim Chiropraktiker auf Grundlage der Art der Erkrankung und des Schweregrades festzulegen. Allerdings beruhen diese Empfehlungen lediglich auf einem Konsensus und es fehlt an Forschungsergebnissen, die diese Empfehlungen stützen würden. Außerdem gibt es in der Literatur kaum Darstellungen über die Behandlungsdauer zwischen den Behandlungen für spezielle symptomatische Profile, wie Kreuzschmerzen, und einer langfristigen speziellen Behandlung bei Subluxation (Dr. A. D. Jenks, 2013, S. 135).

3.1.3 Einschlusskriterien

Die Patient_innen hatten die Beschwerden seit mindestens sechs Monaten bis zu drei Jahren. Alle für diese Studie gemeldeten und behandelten Proband_innen suchten gezielt selbst nach spezifischen Behandlungsangeboten für die Sprunggelenke im Netz, Praxen, Anzeigen, Vereinen usw. Das Ziel aller Teilnehmer_innen war es, sportlich aktiv zu sein. Alle Proband_innen hatten vorher ärztliche Untersuchungen, viele wurden mittels Röntgen, CT und MRT untersucht. Alle Proband_innen wurden schon einmal mit Bandagen, Medikamenten und/oder Spritzen behandelt. Die Proband_innen hatten ärztliche Chirotherapie beim Facharzt oder einer Fachärztin für Orthopädie oder bei einem Hausarzt oder einer Hausärztin mit Weiterbildung Chirotherapie gehabt. Des Weiteren haben sie 6–20 Behandlungen Physiotherapie und/oder 6–10 Behandlungen Osteopathie mit Manipulationen an der Wirbelsäule und Extremitäten inklusive des OSG bekommen, wobei bei 18 von ihnen die Manipulationen bzw. die Justierungen am USG mit den in dieser Studie bereits aufgezählten und beschriebenen bekannten Techniken durchgeführt wurden und nur eine kurzfristige Besserung beobachtet werden konnte. Die Proband_innen berichteten, dass sie fast nach jeder durchgeführten Therapie bzw. Manipulation zunächst eine spürbare Besserung von 60–70 % wahrgenommen haben, wobei die Beschwerden nach der ersten oder spätestens nach der zweiten sportlichen Betätigung wieder auftraten. Unter der Einnahme von Schmerzmitteln, z. B. Ibuprofen, Diclofenac, Paracetamol, Novaminsulfon usw., waren die Aktivitäten bei allen Patient_innen möglich. Allgemeine Indikationen für die chiropraktische Behandlung zählen zu den Einschlusskriterien. Im Folgenden werden einige Beispiele für diese Indikationen genannt: Somatische Beschwerden: Dazu gehören Bewegungsausfall, Bewegungseinschränkungen, Koordinationsprobleme, Krampfneigung sowie Ohrprobleme wie Tinnitus und Hörsturz. Auch Schmerzempfindungen und Sensibilitätsstörungen fallen in diese Kategorie. Vegetative Beschwerden: Hierzu zählen Blutdruckprobleme, Herzrhythmusstörungen, sowie Seh-, Hör-, Geschmacks- und Riechbeschwerden. Weitere Indikationen sind Potenzprobleme, eine schwache Immunabwehr, schlechte Wundheilung, unerfüllter Kinderwunsch und Verdauungsbeschwerden. Psychische Beschwerden: Dazu gehören Antriebsprobleme, Depressionen, KISS/KIDD/ADS/ADHS, Konzentrationsschwierigkeiten, Müdigkeit und Verhaltensauffälligkeiten (Simon, 2019, S. 54).

3.1.4 Ausschlusskriterien

Im Folgenden werden die Ausschlusskriterien der Studie beschrieben. Diese beziehen sich auf: Operationen an der Achillessehne oder Teilriss der Achillessehne, der jünger als zwölf Monate ist, Schrauben/Platten im Fuß und/oder Unterschenkelknochen.

Zu den Ausschlusskriterien in der Chiropraktik zählen die Kontraindikationen für die Behandlung. Die folgende Liste erhebt keinen Anspruch auf Vollständigkeit. Es gibt auch Erkrankungen, bei denen eine chiropraktische Behandlung definitiv kontraindiziert ist. Dazu gehören meldepflichtige Infektionskrankheiten, Hirnstammsyndrome, Querschnittlähmung, Aneurysmen und angeborene Anomalien, um nur einige zu nennen. Behandler_innen mit medizinischer Ausbildung sollten diese Kontraindikationen gut kennen, sodass sie nicht extra erwähnt werden müssen.

Ein wichtiger Grundsatz lautet: „If in doubt, send them out.“ Das bedeutet, wenn Zweifel bestehen oder das Bauchgefühl warnt, sollte der oder die Patient_in zur weiteren Abklärung an einen anderen Fachmann verwiesen werden.
Absolute Kontraindikationen sind: frische oder nicht verheilte Frakturen, frische Operationen, insbesondere an der Wirbelsäule (wie Bandscheibenoperationen, Spondylodesen, Wirbelfrakturen oder ossäre Dekompressionen), frische Wunden sowie hochakute entzündliche Prozesse, egal ob bakterieller oder abakterieller Natur, die zu Knochen- und Gelenkdestruktionen führen können. Beispiele hierfür sind akute rheumatische Erkrankungen oder (selten) Knochentuberkulose. Auch osteolytische Prozesse am Behandlungsort, die durch konsumierende Krankheiten wie Krebs verursacht werden, sind absolute Kontraindikationen. Dazu zählt auch ein Prolaps mit Cauda-Syndrom, was zu Reiterhosen-Parästhesien und Lähmungen des Blasen- und Darmausgangs führen kann. Relative Kontraindikationen sind: fortgeschrittene Osteoporose (z. B. das Risiko einer Rippenfraktur), frischer Prolaps, Hämophilie (Blutungsneigung und Bindegewebsschwäche), hochgradige arteriosklerotische Veränderungen in der A. vertebralis, Krebs in der Anamnese, langjährige Kortisontherapie, multimorbider Zustand, rheumatoide Arthritis (chronische Polyarthritis), Schleudertrauma (Beschleunigungsverletzung) und stark ausgeprägte Schmerzen, die nicht im Verhältnis zum Befund stehen. Besonders bei osteophiler Metastasierungsgefahr (z. B. bei Prostata-, Brust- oder Bronchialkrebs) sollte ein Knochenszintigramm, das keinen pathologischen Befund zeigt, nicht älter als drei Monate sein (Simon, 2019, S. 56–57).

3.2 Methode

Bei den 25 Proband_innen, die sich für die Studie bereit erklärt haben (drei Patienten wurden aus der Studie rausgenommen) und als geeignet eingestuft wurden, wurde eine ausführliche Anamnese und Aufnahme mit den erforderlichen chiropraktischen Untersuchungen und Tests durchgeführt. Die Studienteilnehmer_innen wurden ausführlich über den Aufbau und Studienverlauf aufgeklärt. Die erhobenen Daten waren in Akten dokumentiert, die den Patient_innen mit zugeteilten Nummern zugeordnet waren. Im Laufe der Studie vom 01.05.2024 bis zum 30.09.2024 haben die Proband_innen sieben Behandlungen an der betroffenen Seite am USG mit der neu entwickelten Technik bekommen. Anschließend wurden bei der achten Behandlung die

Post-Messungen unter den gleichen Bedingungen wie bei der Aufnahme durchgeführt und notiert. Der Chiropraktik Campus Hamburg in Kooperation mir der Universität Krems empfiehlt 8–20 Behandlungen pro Patient_in mit einer Frequenz von zwei- bis dreimal die Woche. Diese Empfehlung wurde in der Studie eingehalten.

3.2.1 Messinstrumente

Für die Messung der Belastbarkeit und Schmerzintensität, was sich später als ein Messparameter erwiesen hat, wurde die *Visual Analogue Scale* (VAS) als valides Messinstrument verwendet, siehe Abbildungen 24–25. In der Literatur und den Datenbanken gibt es viele Artikel, die die Validität der VAS untersucht und bestätigt haben. Die visuelle Analogskala (VAS) und die numerische Ratingskala (NRS) helfen, die empfundenen Schmerzen zu dokumentieren und besser einschätzen zu können.

Im „Journal of clinical rheumatology: practical reports on rheumatic & musculoskeletal diseases" am Beispiel für *Low back pain* wurden beide, VAS und NRS, untersucht und verglichen und es gab folgendes Ergebnis: „Die visuelle Analogskala (VAS) und Numerische Ratingskala (NRS) schienen bei der Beurteilung des LBP-Schweregrades zuverlässig zu sein, ohne signifikante Unterschiede zwischen ihnen. Darüber hinaus können entweder VAS- oder NRS-Scores die Behinderung von Patienten mit LBP vorhersagen" (Shafshak & Elnemr, 2021, S. 282–285).

Die zweite Studie stellte fest, dass der VAS für die Patient_innen, die mehr als dei Monate Schmerzen hatten, besser geeignet war als die NRS. In einem Forschungsartikel in der Wiley Online Library (WLO) wurde dies ausführlich berichtet: Zusammenfassend bewertet die VAS auf der Grundlage der Ergebnisse unserer Studie die Schmerzen nicht nur in Aspekten ihrer Intensität, sondern auch in ihrem Charakter und ihrer affektiven Wahrnehmung durch eine Person als komplexe Erfahrung in der jüngsten Zeit, während NRS die Schmerzen in den Aspekten ihrer Intensität in der heutigen Zeit untersuchte (Bielewicz et al., 2022, S. 1–6).

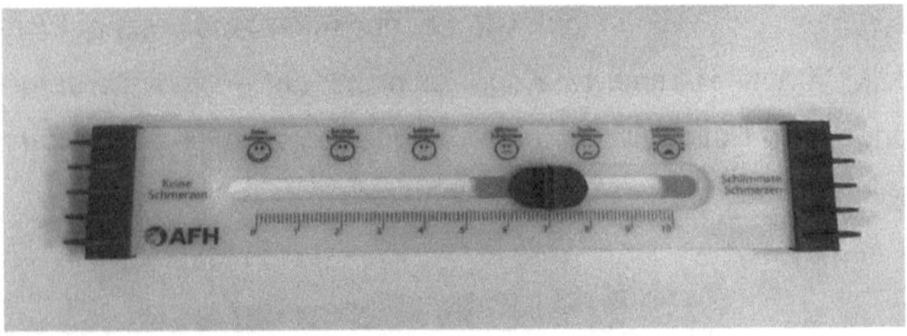

Abbildung 17: Schmerzskala, Rückseite, numerische Seite (eigene Darstellung)

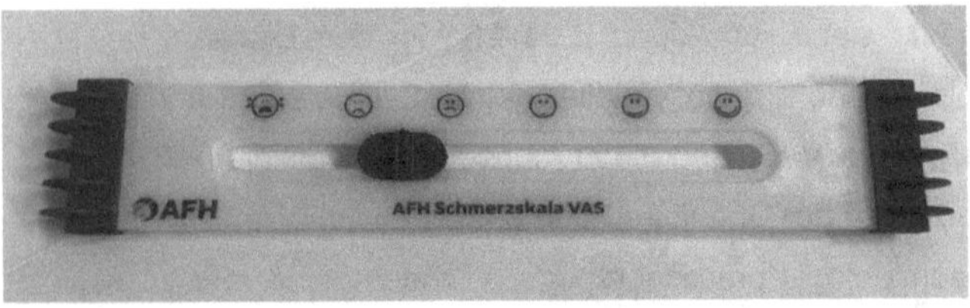

Abbildung 18: Schmerzskala, Vorderseite (eigene Darstellung)

Bei der Gleichgewichtsmessung wurde die Zeit mit einer digitalen Stoppuhr erfasst und dokumentiert siehe Abbildung 19.

Im „International Journal of Sports Physiology and Performance" wurde eine Studie von Dhahbi et al. (2015) veröffentlicht, die die Validität der Stoppuhr untersucht und bestätigt hat. In dieser Studie wurden alle Teilnehmer_innen anhand eines 5-Meter-Seilklettertests (RCT) sowie weiterer Tests bewertet, darunter Klimmzüge, Liegestütze, das geschätzte 1-Wiederholungsmaximum (est-1RM), Medizinball-Put und der Handgriff-Stärke-Test. Die Stoppuhrmethode wurde in Bezug auf die Ausführungszeit (ET) mit der Videobewegungsanalyse verglichen, um ihre Validität zu überprüfen. Der beste Versuch von drei wurde für die Analyse ausgewählt, und die Leistung wurde sowohl in der absoluten Leistung (APO) als auch in der relativen Leistung zur Körpermasse (RPO) ausgedrückt. Die Ergebnisse zeigten, dass die Bewertung mit der Stoppuhr eine hervorragende Kriteriumgültigkeit aufwies ($r = .99$, $p < .001$) und einen intraklassigen Korrelationskoeffizienten (ICC 3,1) von .98 hatte. Der Standardmessfehler (SEM%) betrug 1,19 %, und die 95%-Grenzwerte des Abkommens lagen zwischen 0,03 und 0,26 Sekunden. Der minimal nachweisbare Unterschied (MDC 95) betrug 0,51 Sekunden. Die Ausführungszeit (ET), die absolute Leistung (APO) und die relative Leistung (RPO) waren signifikant miteinander korreliert ($p = .05$) und wiesen einen Korrelationsbereich von .55 bis .98 auf. Im Gegensatz dazu korrelierte das geschätzte 1-Wiederholungsmaximum (est-1RM) nicht signifikant mit den anderen Tests. Die Zuverlässigkeitskoeffizienten für die Tests waren für ET, APO und RPO hervorragend (ICC 3,1 > .90). Die SEM%-Werte für ET, APO und RPO lagen alle unter 5 % (im Bereich von 3,73 % bis 4,52 %), was kleiner war als die entsprechende kleinste lohnenswerte Veränderung. Die Variationswerte für ET, APO und RPO lagen ebenfalls unter 10 %. Der MDC 95 reichte von 10,37 % bis 12,53 %. Zusammenfassend lässt sich sagen, dass das RCT aufgrund seiner starken gleichzeitigen Gültigkeit und der hervorragenden Test-Retest-Zuverlässigkeit einfach zu handhaben ist, ökologische Gültigkeit besitzt und als valider Feldtest für die Oberkörperkraft von Kommandos dient. Zudem kann es präzise mit einer Stoppuhr bewertet werden (Dhahbi et al., 2015, S. 509–515).

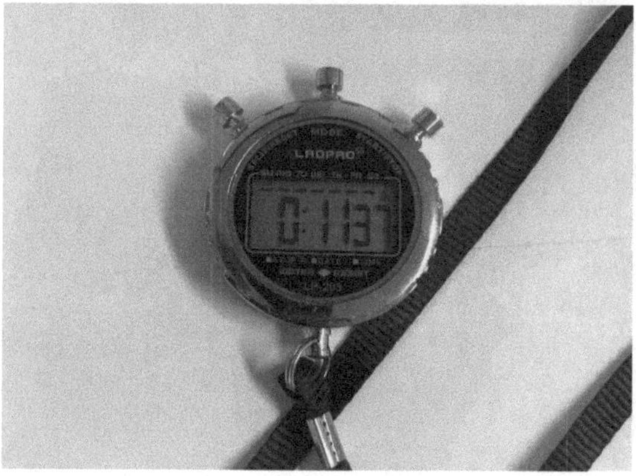

Abbildung 19: Stoppuhr (eigene Darstellung)

Mit dem Winkelmesser (Goniometer) siehe Abbildung 20 wurde die Beweglichkeit im USG gemessen. Im Journal „Shoulder & Elbow" wurde eine systematische Literaturrecherche durchgeführt (2018), um die Reliabilität und Validität von goniometrischen Messungen am Ellenbogen bei Erwachsenen zu ermitteln: Von den 697 Studien wurden 12 eingeschlossen. Sechs Studien wurden als qualitativ hochwertig bewertet. Der Intraklassen-Korrelationskoeffizient der Intrarater-Reliabilität lag zwischen 0,45 und 0,99, der Intraklassen-Korrelationskoeffizient der Interrater-Reliabilität zwischen 0,53 und 0,97. In einer Studie mit Anweisungen zur goniometrischen

Ausrichtung wurde kein Unterschied zwischen erfahrenen und nicht fachkundigen Untersucher_innen festgestellt. In einer anderen Studie, in der die Prüfer_innen nicht geschult wurden, wurde eine höhere Interrater-Reliabilität bei fachkundigen Prüfer_innen festgestellt. Eine Studie, die die Gültigkeit des Goniometers bei Ellenbogenmessungen untersuchte, ergab einen maximalen Standardfehler des Mittelwerts von 11,5° für den gesamten Bewegungsbereich. Diskussion: Insgesamt zeigten die Studien eine hohe Intra- und Interrater-Zuverlässigkeit des Universalgoniometers. Die Zuverlässigkeit des Universalgoniometers bei nicht fachkundigen Untersucher_innen kann durch klare Hinweise zur goniometrischen Ausrichtung erhöht werden (van Rijn et al., 2018, S. 274–284).

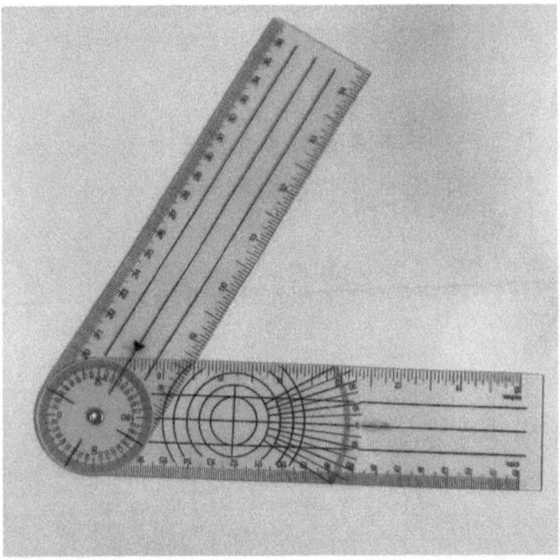

Abbildung 20: Winkelmesser, Goniometer (eigene Darstellung)

3.2.2 Werkzeuge

Für die Durchführung der Justierung am USG wurde ein mobiler Drop benötigt. Die Firma ChiroLux produziert diesen tragbaren sog. AirDrop siehe Abbildungen 28–29. Der mobile AirDrop wird zur Anpassung von Becken, Lenden, Thorax und Extremitäten eingesetzt. Ein einstellbares Spannen- und Spannniveau ermöglicht Flexibilität und Präzision bei der Durchführung einer Reihe von Anpassungen. Es wurde absichtlich ein AirDrop ausgewählt, da die Behandlungsgröße und Amortisation der Oberfläche des AirDrop am besten für den vorgesehenen Einsatz passten. Die Justierungen waren aus der aktuellen Ruhestellung im USG durchgeführt worden. Um diese Stellung stabil und ohne Positionsveränderung zu halten, waren Sandsäckchen in den Größen 0.5 kg, 1.0 kg und 2.0 kg erforderlich, siehe Abbildung 30.

Drop-Table-Chiropraktik-Care – kurze Geschichte. Im 20. Jahrhundert erfand der Chiropraktiker Clay Thompson (2006) einen maßgeschneiderten Drop-Table für einen Patienten, bei dem er mit großen Schwierigkeiten bei der Behandlungsdurchführung konfrontiert war. Nach mehreren Experimenten und wissenschaftlicher Forschung war Thompson in der Lage, das Patent für seine neue Erfindung zu bekommen und so die Thompson-Technik in der chiropraktischen Pflege zu schaffen. Bei der ‚Drop'-Technik wird ein spezieller Chiropraktik-Tisch zur Behandlung des unteren Rückens, des mittleren Rückens und des Halses verwendet, was weniger Beschwerden als andere Verfahren verursacht. Es gibt verschiedene Segmente, die angehoben und dann fallen gelassen werden können, wenn der Chiropraktiker einen Schub mit vergleichsweise geringer Intensität anwendet. Das Unterscheidungsmerkmal dieser Technik ist, dass der Drop die Schwerkraft nutzt und mittels der manuellen Einstellung reguliert werden kann. Diese Anpassung ermöglicht eine relativ sanfte Behandlung der betroffenen Wirbelsäule. Ausführliche Beschreibungen und technische Daten sowie die Behandlungsmöglichkeiten und vollständige Geschichte über die Thompson-Technik sind in dem Buch von John Minardi zu finden (Minardi, 2006).

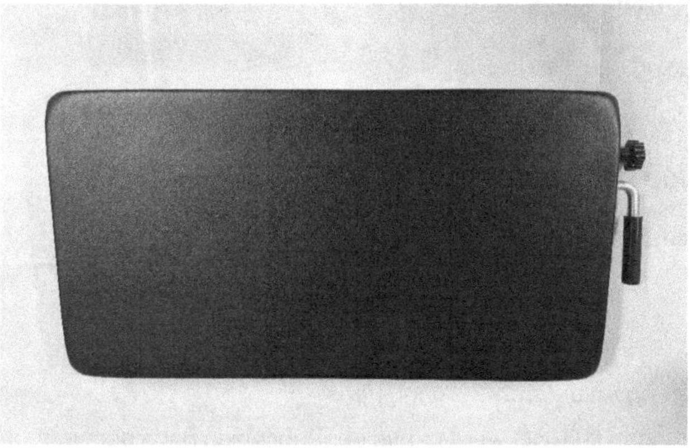

Abbildung 21: mobiler Drop, AirDrop Fa. ChiroLux, Vorderseite (eigene Darstellung)

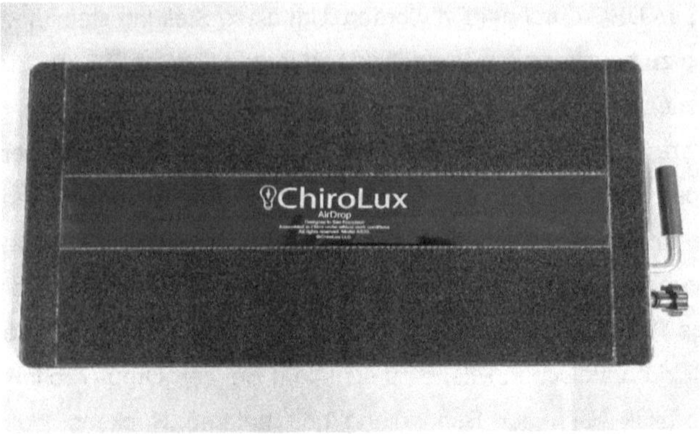

Abbildung 22: mobiler Drop, AirDrop Fa. ChiroLux, Rückseite (eigene Darstellung)

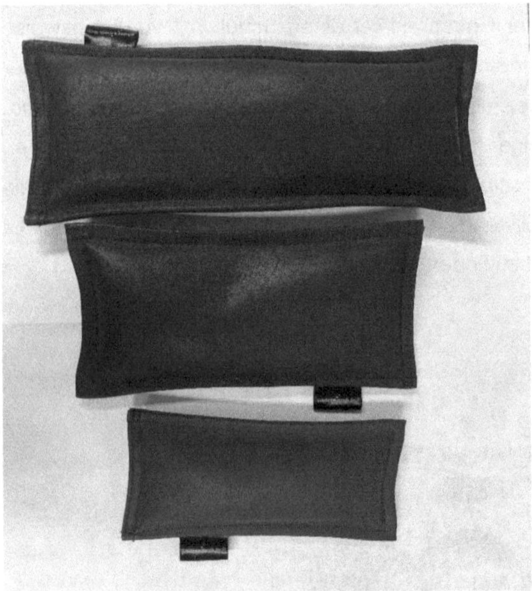

Abbildung 23: Sandsäckchen in verschiedenen Größen (eigene Darstellung)

3.2.3 Messung der Bewegung im unteren Sprunggelenk

Die Messungen der Bewegungen im USG wurden aus der Bauchlage nach der Neutral-Null-Methode mit dem Goniometer/Winkelmesser van Rijn et al., (2018) an beiden USGs erhoben und in einer Tabelle notiert. Die Neutralstellung ist eine definierte ‚Null-

Stellung' im Rahmen der Messmethode ‚Neutral-Null-Methode'. Die biomechanische Definition der Neutralstellung eines Facettengelenks ist durch das Übereinanderlegen der Flächenmittelpunkte gegeben. Die Ruhestellung ist die Stellung eines Gelenks oder Segments, in der die kapsuloligamentären Strukturen maximal entspannt und Agonisten/Antagonisten im Gleichgewicht sind; in dieser Stellung ist das Gelenkspiel, Joint-Play, maximal. Bei pathologischen Struktur- oder Funktionsveränderungen mit z. B. einer eingeschränkten Bewegungsrichtung hat das Gelenk eine neue Ruhestellung, die aktuelle Ruhestellung: Dort ist die Nozizeption bzw. die nozireaktive Spannung am geringsten und das noch vorhandene Gelenkspiel maximal: Ausgangsstellung für die Mobilisationsbehandlung (Böhni et al., 2023, S. 24).

Die Goniometrie, computergestützt oder nicht, kann zur Messung der Gelenksbeweglichkeit eingesetzt werden. Die Inklinometrie ist der Goniometrie überlegen, wenn standardisierte Verfahrensweisen benutzt werden. Erläuterung: Ein Goniometer ist ein Winkelmesser, der in der Nähe des zu messenden Bereiches angelegt wird und als Mittel dient, mit dem der Grad der Bewegung bestimmt wird (Dr. A. D. Jenks, 2013, S. 62).

In der Literatur unterscheiden sich die Bewegungsangaben für das USG leicht voneinander, aber es kann von einem Mittelmaß nach der Neutral-Null-Methode ausgegangen werden, wenn die Quellen miteinander verglichen werden. Es ergibt sich Folgendes: Eversion/Inversion: 10°–0°–20° (Böhni et al., 2023; Leemkuil, 1998; Lehmeyer, 2006; Rüther & Lohmann, 2014; Schomacher, 2007; Simon, 2019).

Es ist bekannt, dass jeder Mensch eine individuelle Beweglichkeit in Gelenken aufweist, was von der Allgemeinheit abweichen kann, deswegen wurde bei allen Proband_innen die Messung an beiden USGs durchgeführt, um die Fehlerquote so gering wie möglich zu halten. Eine Probandin stellte eine Ausnahme dar: Diese wies ein deutlich größeres Bewegungsausmaß in Richtung Inversion und Eversion auf. Die Ausnahmeergebnisse wurden auch mit Foto dokumentiert, in dieser Arbeit ersichtlich als Beispielfoto. Der Bewegungsgrad in Inversion und in Eversion kann am Winkelmesser abgelesen werden. Bei den anderen 21 Proband_innen wurden relativ kleine bis keine Abweichungen vom angenommenen Mittelmaß festgestellt. Bei allen acht Behandlungsterminen wurden dieselben Behandlungsbedingungen für alle Proband_innen eingehalten.

Aufbau der Messung: Die Proband_innen wurden aufgefordert, sich auf der chiropraktischen Liege auf den Bauch zu legen. Dabei lag die Nase im Nasenschlitz Richtung Boden, die Hände der Proband_innen lagen auf den Unterarmauflagen. Der Chiropraktor fixierte mit Daumen und Zeigefinger seiner proximalen Hand den Talus und bewegte das USG, in dem Fall den Calcaneus mit der distalen Hand, Fixation mit Daumen und Fingern zwei- bis viermal am Calcaneus aus der aktuellen Neutral-Nullposition für das untersuchte Gelenk in eine Inversion (Adduktion). Der abgelesene Wert wurde dann notiert. Danach wurde die Eversion (Abduktion) nach demselben Prinzip gemessen und dokumentiert. Die chiropraktischen Behandlungen mit der neu entwickelten Technik wurden zweimal pro Woche durchgeführt und bei der achten Behandlung wurden die Daten neu erfasst und dokumentiert. In den unten stehenden Abbildungen 24-26 ist der Ablauf der Messung zu sehen.

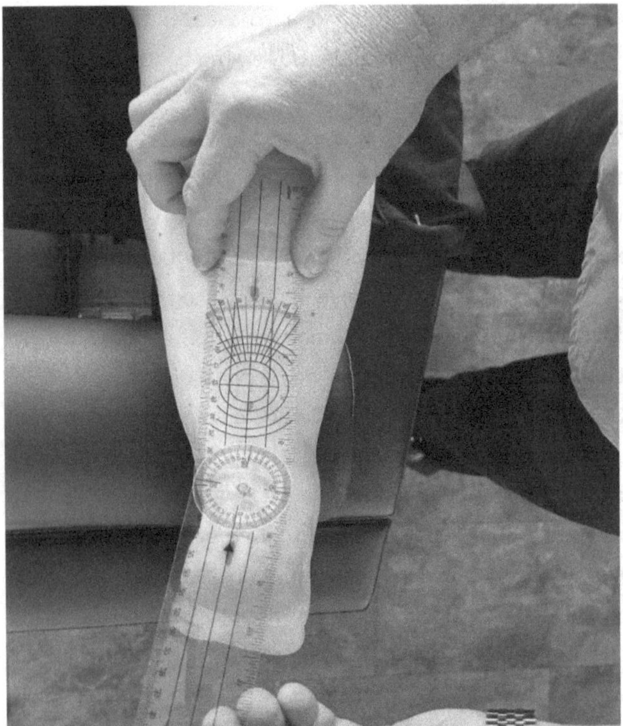

Abbildung 24: Neutral-Null-Methode (eigene Darstellung)

An den Unterschenkel und die Ferse der Proband_innen wurden die Punkte/Striche eingetragen, um die abgelesenen Werte möglichst genau zu erfassen. Die aktuelle Ruhestellung wird als Nullposition angenommen.

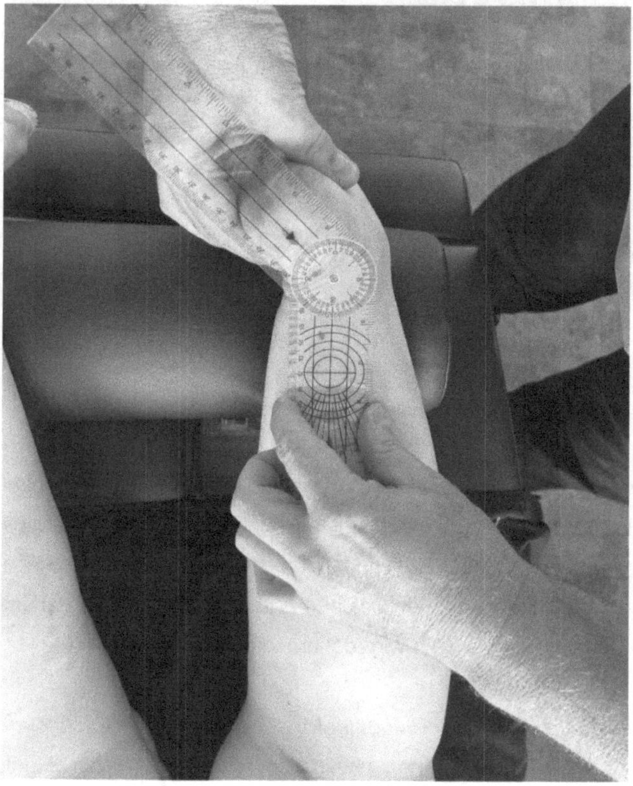

Abbildung 25: Adduktion (Inversion) im USG (eigene Darstellung)

Bei der Inversion fixiert der Chiropraktor mit seiner proximalen Hand den Unterschenkel der Proband_innen entlang von Tibia und mit der distalen Hand fixiert er den Calcaneus mit dem Daumen am lateralen Calcaneus und mit den Fingern 2–5 am medialen Calcaneus. Danach bewegt der Chiropraktor den Calcaneus in eine Inversion bis zum Ende der Bewegung und der abgelesene Wert wird dokumentiert.

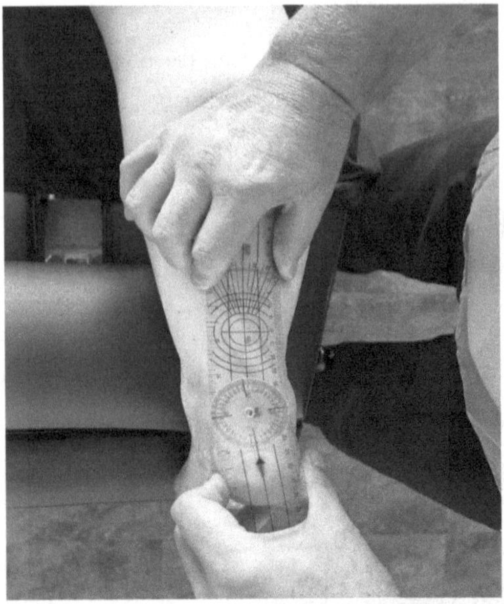

Abbildung 26: Abduktion, Eversion im USG (eigene Darstellung)

Bei der Eversion fixiert der Chiropraktor mit seiner proximalen Hand den Unterschenkel der Proband_innen entlang der Tibia und mit der distalen Hand fixiert er den Calcaneus mit den Fingern 2–5 am medialen Calcaneus und mit dem Daumen am lateralen Calcaneus. Danach bewegt der Chiropraktor den Calcaneus in eine Eversion bis zu dem Ende der Bewegung und der abgelesene Wert wird dokumentiert.

3.2.4 Belastbarkeitsfähigkeit im unteren Sprunggelenk

Vor den Behandlungen gaben die Proband_innen mittels der VAS an, wo sie sich aktuell bezüglich der Belastbarkeitsfähigkeit und Schmerzintensität bei der Belastung befanden. Die Skala reichte von ‚☹ (0)' bis ‚☺ (10)'. Der abgelesene Wert von 0 bis 10 auf der Rückseite der VAS wurde anschließend dokumentiert (Shafshak & Elnemr, 2021).

Die zweite Messung erfolgte beim achten Kontrolltermin. Die Proband_innen wurden wieder aufgefordert, ihre aktuelle Belastbarkeitsfähigkeit und die damit verbundene Schmerzintensität mittels VAS zwischen ‚☹ (0)' und ‚☺ (10)' anzugeben. Der abgelesene Wert auf der Rückseite der VAS wurde notiert. Die initiale Idee war, die beiden Parameter Belastbarkeitsfähigkeit und Schmerzintensität getrennt voneinander zu untersuchen. Während der Studie hat sich dies jedoch als unpassend herausgestellt. Die beiden Parameter konnten nicht voneinander getrennt werden, weil der eine Messparameter den anderen Messparameter beeinflusste: Die Dauer der Belastung hat primär den Schmerz ausgelöst und progressiv verschlimmert. Beide Werte wurden folglich zu einem Parameter kombiniert.

Alle Proband_innen wiesen in den alltäglichen Situationen und bei geringer Belastungsdauer kaum bis kein Schmerzempfinden auf. Erst nach 15 bis 20 Minuten intensiver Belastung im Training, z. B. Laufen, oder Spiel, z. B. Fußball, Tennis, Badminton, Volleyball, kamen zunehmende Beschwerden. Anfangs lokalisierten sich diese im USG, dann aufsteigend Richtung Knie und in einzelnen Fällen sogar Richtung Hüfte. In diesem Fall hatten die belastungsabhängigen Schmerzen letztendlich zum Abbruch der Aktivität geführt. Die Proband_innen haben berichtet, dass bei der Erreichung der Schmerzen die aktuelle Aktivität abgebrochen werden musste und ein weiteres Training auch nach kurzer Pause nicht möglich war. Erst am nächsten Tag und in 50 % der Fälle nach der Einnahme von Schmerzmedikamenten (oral oder als Salbe), Ausruhen, Abkühlen war die Belastung des Sprunggelenks durchs Gehen wieder schmerzfrei bzw. mit wenig Schmerz möglich.

3.2.5 Gleichgewichtskontrolle

Für die Messung von sensorischen und motorischen Funktionen im USG wurde für die Studie als Parameter der Einbeinstand ausgewählt. Die Gleichgewichtskontrollen für die Bewegungen beim Einbeinstand erfolgten für die Vorwärts- und Rückwärtsbewegung des Beines zum Großteil im OSG. Um die seitliche Balance zu halten, ist ein gutes Zusammenspiel zwischen Inversion und Eversion nötig, vor allem im USG. Das sensomotorische Zusammenspiel und die daraus folgende Beweglichkeit in Inversion und Eversion im USG konnte mithilfe einer Stoppuhr erfasst werden (Cleland et al., 2024, S. 61–68)

Für den Test war die folgende Position festgelegt: Die Proband_innen standen barfuß, Hände jeweils seitlich auf der Gürtellinie, Daumen zeigten nach hinten, die anderen Finger nach vorne, Ellenbogen vom Körper weg, auf Anweisung hoben und hielten sie ein Bein hoch, Beugung der Hüfte und Knie je 90°, der Fuß hing locker (aktuelle 0-Stellung) siehe Abbildungen 34–35. Dann startete der Chiropraktor die Stoppuhr, pro

Seite gab es je drei Versuche nacheinander mit je einer Pause von 20 Sekunden nach jedem Versuch. Jeder Versuch wurde notiert und zum Schluss berechnete der Chiropraktor einen Mittelwert für jede Seite. Die Ergebnisse sind in der Tabelle 1A erfasst.

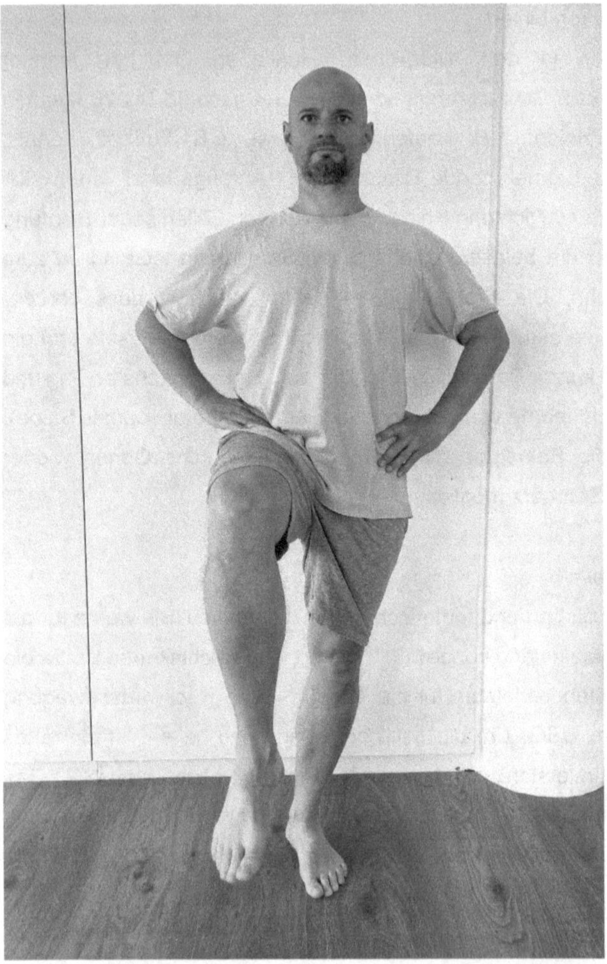

Abbildung 27: Einbeinstandtest auf dem Bild Links, Ansicht von vorne (eigene Darstellung)

Bei den Proband_innen mit besonders guter Gleichgewichtskontrolle kann der Test entsprechend angepasst und erschwert werden. Beispielsweise können Proband_innen bei derselben Durchführung aufgefordert werden, die Augen zu schließen. Wegen des gezielten und plötzlichen Verlusts der visuellen Kontrolle und der damit erhöhten Fallwahrscheinlichkeit ist es dringend empfohlen, eine Hilfsperson zur Sicherheit in unmittelbarer Nähe der Proband_innen zu haben.

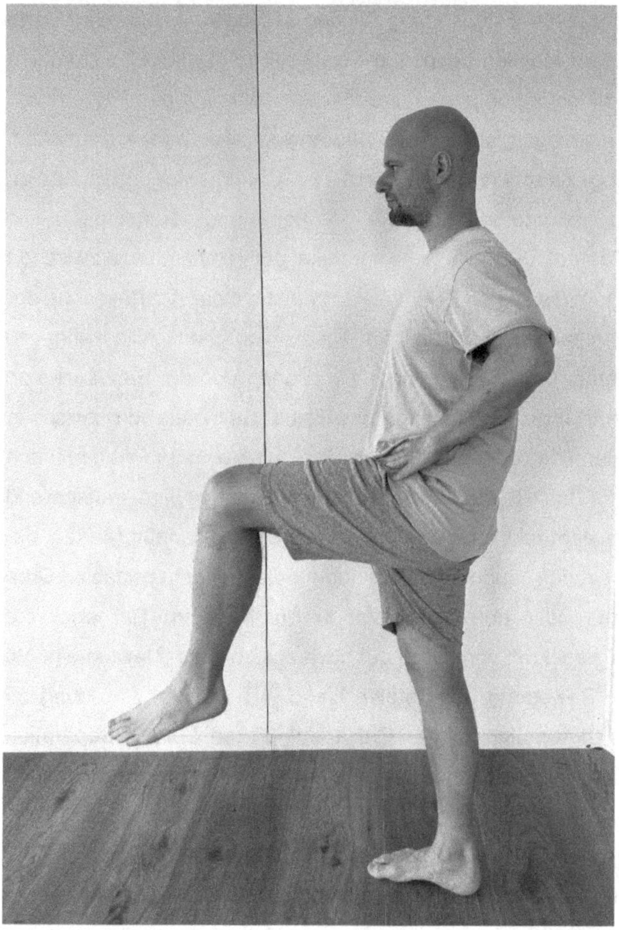

Abbildung 28: seitliche Ansicht Einbeinstandtest rechts (eigene Darstellung)

3.3 Neu entwickelte Technik

Bei der neu entwickelten Technik, die im Rahmen dieser Masterarbeit untersucht wird, liegt der oder die Patient_in auf dem Bauch, das Kniegelenk befindet sich in ca. 5°–10° Beugung, dadurch entspannt sich der zweigelenkige Musculus gastrocnemius etwas. Der zu behandelnde Fuß liegt auf dem Sandsäckchen mit dem Talus auf, das USG befindet sich in Ruhestellung, was Entspannung für den Musculus soleus bringt. Die Sandsäckchen liegen auf dem mobilen Drop. Die Fixation erfolgt mit der proximalen Hand des oder der Chiropraktor_in von posterior direkt am Talus mit den Fingern von lateral und medial. Der Pinzettengriff ist für diese neu entwickelte Technik am besten geeignet, weil die Fixierung zwischen den Fingern der Chiropraktor_innen erfolgt: einerseits Daumen und andererseits Zeige-, Mittel- und Ringfinger. Die Chiropraktor_innen achten darauf, dass die ‚Schwimmfalte' der Fixationshand zwischen Daumen und Zeigefinger kaum bis keinen Berührungskontakt mit der Achillessehne der Proband_innen hat, um den taktilen Reiz an den Ansatz von der Achillessehne zu vermeiden bzw. zu minimieren. Dieser Pinzettengriff von oben und der Sandsack von unten ermöglichen eine deutlich gezielte Fixation des Talus. Der Talus wird zwischen Sandsack und proximaler Hand des oder der Chiropraktor_in in neutraler Position (nach der Neutral-Null-Methode) für das USG stabilisiert und die Justierung wird kraftsparend und ergonomisch mit minimalem taktilen Reiz-Gleitkontakt am Calcaneus (Ansatz der Achillessehne) in Richtung caudal, caudo-lateral, caudo-medial auf dem portablen Drop mir der distalen Hand des oder der Chiroprator_in durchgeführt. Der oder die Chiropraktor_in stellt die Auslösekraft vom Drop auf etwa zwei bis drei Newton ein. Mit der schnellen schleifenden Bewegung der distalen Hand, wie auf der Abbildung 29 gezeigt, bringt der oder die Chiropraktor_in den Calcaneus (Fersenbein) in Separation zum Talus. Über den Kontaktpunkt Ferse der Proband_innen kommt es zur Auslösung des Drops, was zu einer Verstärkung des Impulses im USG Richtung caudal und verstärkter Separation zwischen Talus und Calcaneus führt siehe Abbildungen 29-32. Durch diese neu entwickelte Technik wird eine deutlich höhere Geschwindigkeit bei der Justierung des USG erreicht. Das bedeutet, dass Berufsanfänger_innen ohne zwei bis drei Jahre chiropraktische Praxiserfahrung erfolgreich eine Justierung des USG einsetzen können.

Professorin Heidi Haavik, die Direktorin der Forschung am New Zealand College of Chiropractic, behandelt in ihrem Buch „The Reality Check“ die Auswirkungen der Geschwindigkeit von Justierungen auf die Gelenke im menschlichen Körper. Sie deutet möglicherweise darauf hin, dass schnelle Anpassungen im Vergleich zu langsameren Dehnungen, wie sie bei der Mobilisierung vorkommen, besondere physiologische Veränderungen hervorrufen. Es ist bekannt, dass es Zeit braucht, um die Wirbelsäule professionell anpassen zu können. Ähnlich wie es Jahre der Übung erfordert, um in einer Sportart leistungsfähig zu werden, sind auch Jahre der Praxis notwendig, um eine schnelle und gleichzeitig sanfte Anpassung der Wirbelsäule durchzuführen. Zahlreiche Studien haben gezeigt, dass es mindestens zwei bis drei Jahre dauert, bis eine Anpassung so schnell erfolgen kann, dass physiologische Reflexänderungen im Körper ausgelöst werden. Um die Arten von physiologischen Veränderungen zu erreichen, die in diesem Buch behandelt werden, muss eine Anpassung in weniger als 200 Millisekunden durchgeführt werden. Alles, was langsamer ist, hat eine andere physiologische Wirkung auf den Körper (Haavik, 2021, S. 81–82).
In der Chiropraktik wird diese Technik als chiropraktischer Impuls bezeichnet. Wenn festgestellt wird, dass sich das zu behandelnde Gelenk an der elastischen Barriere, also am Endpunkt der Bewegung, befindet, wird ein explosionsartig schneller Impuls gegeben. Dieser Impuls erfolgt ohne vorheriges Ausholen, ist sehr kurz, hat eine hohe Beschleunigung und eine geringe Amplitude, was bedeutet, dass die Bewegungsstrecke oder Eindringtiefe minimal ist. Der Impuls wird sofort wieder zurückgenommen und ähnelt am ehesten einem kurzen Zucken oder Ruck (Simon, 2019, S. 66).
In der Manuellen Medizin wird der Begriff „Mobilisation mit Impuls“ (MMI) verwendet. Bei der Impulsgebung ist es wichtig, dass der Krafteinsatz kontrolliert, sehr dosiert und an die Situation sowie den oder die Patient_in angepasst ist. Dieser Impuls erfolgt mit hoher Geschwindigkeit über eine maximal kurze Zeitdauer von etwa 80 bis 100 Millisekunden, auch bekannt als „thrust time“ oder „time to peak pressure“, und über einen minimalen Bewegungsweg. nnMit dem Impuls bei der MMI wird nicht tiefer in die elastische Zone vorgedrungen als bei der Mobilisation ohne Impuls (MOI). Der Impuls selbst ist eine translatorisch-distrahierende Bewegung, die dazu dient, zwei Gelenkpartner zu separieren, deren kapsuloligamentärer Apparat zuvor in eine moderate Vorspannung gebracht wurde (Böhni et al., 2023, S. 552).

Die Manualtherapie ist eine sanfte Impulstechnik, die ihren Ursprung in der Osteopathie hat. Sie nutzt spezielle Handgriffe, um reversiblen Funktionsstörungen von Knochen, Gelenken oder Muskeln entgegenzuwirken. Die Manipulationen konzentrieren sich entweder auf den natürlichen Bewegungsspielraum des betroffenen Gelenks oder führen zu einer kontrollierten Überschreitung der physiologischen Mobilitätsgrenze. Dabei werden mechanische Sperrmechanismen, auch als Blockierungen bekannt, gelöst und durch die Dehnung des Kapsel- und Bandapparats wird der lokale Reflexmechanismus mobilisiert (Rüther & Lohmann, 2014, S. 31).

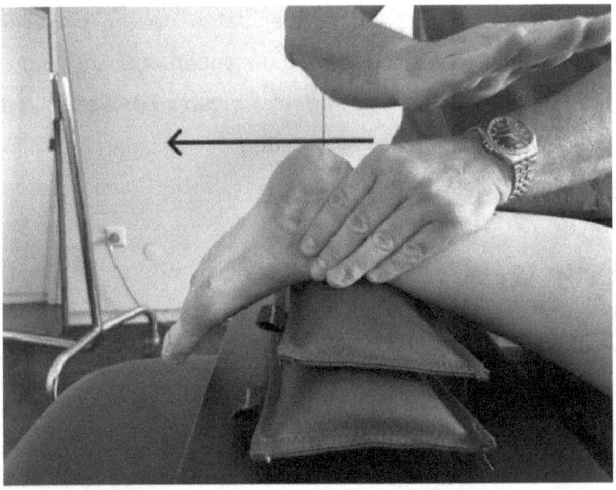

Abbildung 29: Start der Bewegung der Chiropraktor_innen bei der Justierung vom USG mit der neu entwickelten Technik (eigene Darstellung)

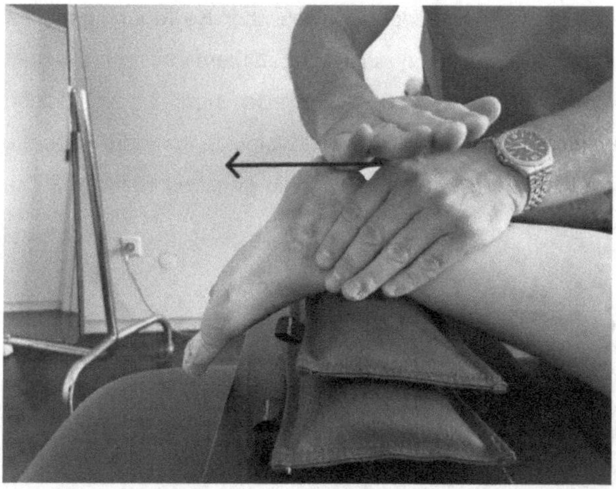

Abbildung 30: Richtung und Berührungspunkt bei der Justierung vom USG mit der neu entwickelten Technik (eigene Darstellung)

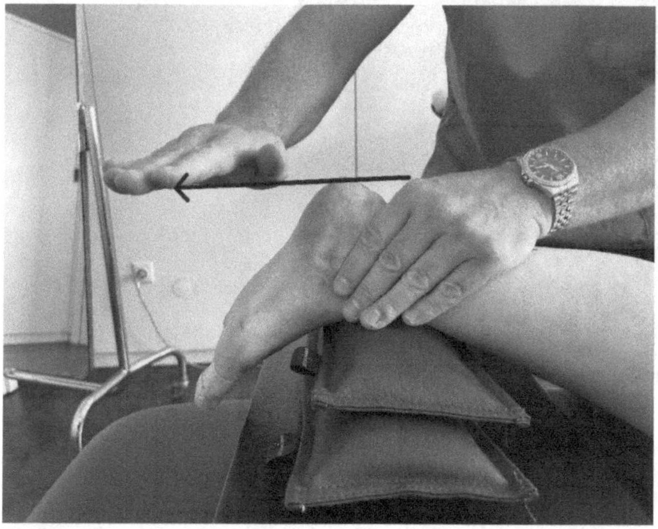

Abbildung 31: Manipulationsrichtung bei der Justierung vom USG mit der neu entwickelten Technik (eigene Darstellung)

Das Gelenk wird ans Ende der viskoelastischen Bewegung geführt, die von dem/der zu mobilisierenden Muskel/Struktur übermäßig gehalten wird. Dann wird er leicht vorgedehnt, indem er einen Moment am Ende der viskoelastischen Bewegung gehalten wird (nicht darüber hinaus dehnen), bevor dann der etwas stärkeres chiropraktisches Impuls gegeben wird. Diese Impulse werden normalerweise 3-mal in die gleiche Richtung wiederholt. Zwischen den Impulsen wird kurz entspannt, dann wieder gedehnt, kurz gewartet und dann der nächste chiropraktische Impuls gegeben (Simon, 2019, S. 68).

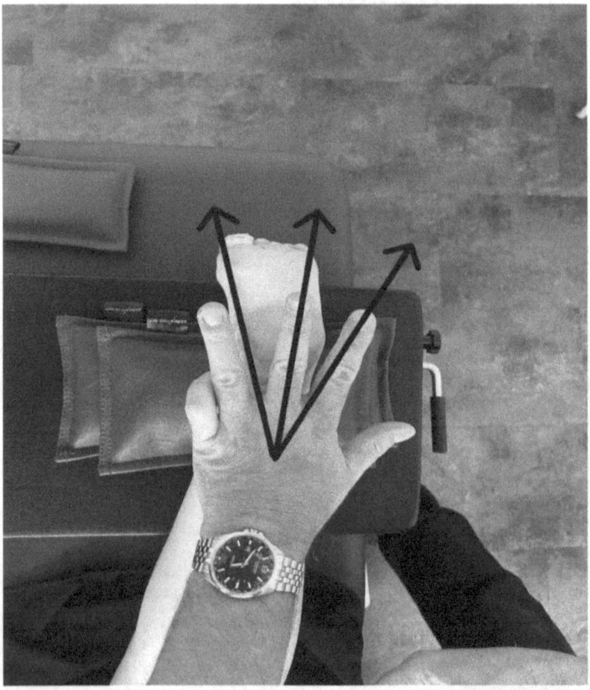

Abbildung 32: Manipulationsrichtungen bei den Justierungen vom USG mit der neu entwickelten Technik (eigene Darstellung)

Die untenstehenden Abbildungen 33-35 zeigen die gedachten Fixierungen am Talus der Proband_innen mit der proximalen Hand der Chiropraktor_innen am Skelettbein, bei der Manipulation am USG mit der neu entwickelten Technik.

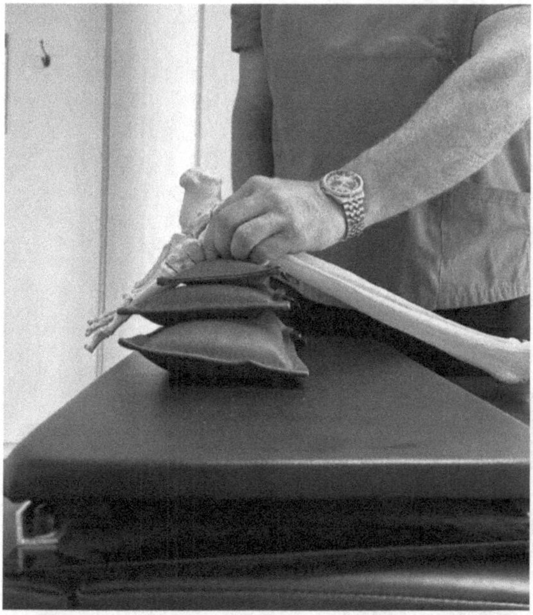
Abbildung 33: Fixation am Talus, Ansicht von medialer Seite (eigene Darstellung)

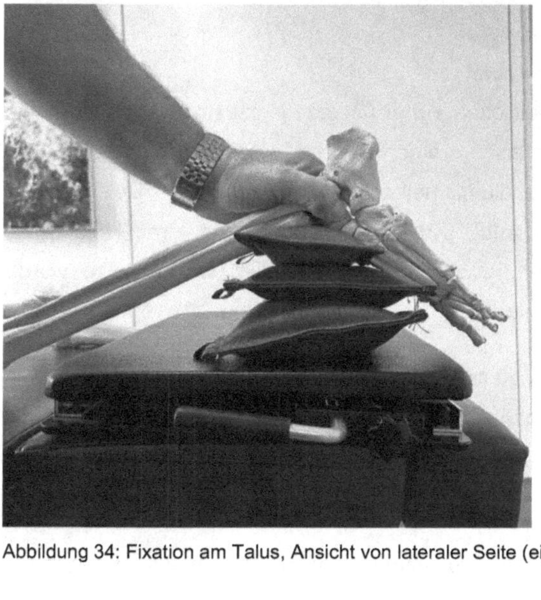
Abbildung 34: Fixation am Talus, Ansicht von lateraler Seite (eigene Darstellung)

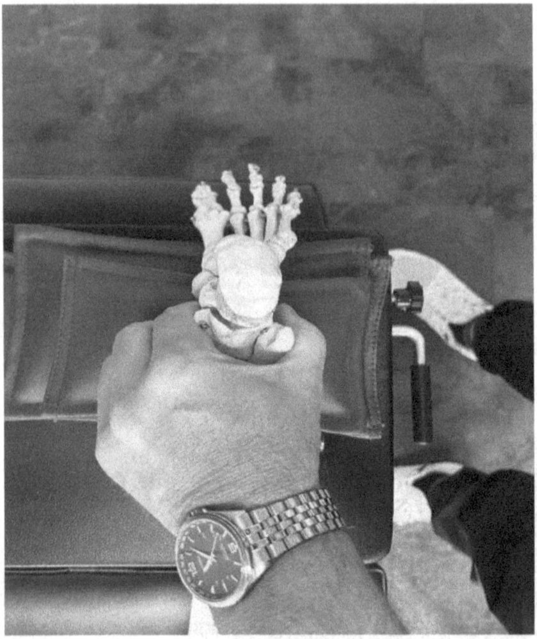

Abbildung 35: Fixation am Talus, Ansicht von dorsaler Seite (eigene Darstellung)

3.4 Ziel der wissenschaftlicher Arbeit

Ziel der vorliegenden wissenschaftlichen Arbeit ist es, festzustellen, inwiefern die selbstentwickelte Technik als ergonomische, kraftsparende und durchführungsfreundliche Behandlungsmethode auf die Belastbarkeit, Gleichgewichtskontrolle (Einbeinstand), Bewegungserweiterung im USG (Art. subtalaris) und die Schmerzlinderung bei den Patient_innen wirkt. Hierzu wurde folgende Forschungsfrage entwickelt:

Wie wirkt sich die neue, selbstentwickelte chiropraktische Technik auf die schmerzfreie Belastungsdauer, das Bewegungsausmaß ROM im USG (Art. subtalaris), die Gleichgewichtskontrolle (Einbeinstand) und das Schmerzempfinden der Patient_innen aus?

Um die Forschungsfrage systematisch zu untersuchen, wurden in der vorliegenden Arbeit folgende Hypothesen aufgestellt:

Hypothese H0: Die selbstentwickelte Technik für das USG (Art. subtalaris) hat keine Wirkung auf Belastbarkeitssteigerung, Gleichgewichtskontrolle (Einbeinstand) Bewegungserweiterung im USG (Art. subtalaris) und Schmerzlinderung der Patient_innen.

Hypothese H1: Die selbstentwickelte Technik wirkt sich positiv auf die Belastbarkeitssteigerung, Gleichgewichtskontrolle (Einbeinstand), Bewegungserweiterung im USG (Art. subtalaris) und Schmerzlinderung der Patient_innen aus.

4 Ergebnisse

Die Proband_innen zeigten signifikante Verbesserung in den Bewegungen des unteren Sprunggelenks in Richtung: Adduktion, Inversion; links: p=.027; d=3.81; rechts: p<.001; d=2.58 und Abduktion, Eversion; links: p=.027; d=1.93; rechts: p<.001; d=2.78 auf der jeweils betroffenen Seite. Ebenfalls konnte eine signifikante Schmerzreduktion bei der Dauerbelastung auf der betroffenen Seite identifiziert werden links: p=.023; d=11.91; rechts: p<.001; d=4.84. In Bezug auf die Gleichgewichtskontrolle konnte lediglich auf der rechten Seite bei rechtsseitiger Betroffenheit eine deutlich messbare Verbesserung identifiziert werden p=.032; d=0.61.

4.1 Statistische Auswertung der Studie

Der statistische Vergleich der Prä- und Post-Messung der behandelten Gruppe, die deskriptiven Statistiken sowie Analysen zur Stichprobenbeschreibung erfolgten mithilfe der Software JASP 0.18.1.0. Als Signifikanzniveau wurde ein α = .05 festgelegt.

Tabelle 2: Unterschiede zwischen Prä- und Post-Messung in den relevanten Variablen bei linksseitiger Betroffenheit (n = 6) (eigene Darstellung)

	Prä-Messung	*Post-Messung*			
	M (SD)		*P*[1]	*P*[2]	*Cohen's d*
USG_links_inversio[3]	**14.67 (3.27)**	**22.67 (4.08)**	**.027**	**<.001**	**3.81**
USG_links_eversion[3]	**5.50 (2.17)**	**10.17 (0.75)**	**.027**	**.005**	**1.93**
USG_rechts_inversio[3]	23.33 (3.50)	23.33 (3.45)	1.00	1.00	0.00
USG_rechts_eversion[3]	10.17 (0.75)	10.00 (0.89)	.660	.690	0.17
VAS[4]	**8.25 (0.61)**	**0.33 (0.82)**	**.023**	**<.001**	**11.91**
Einbeinstand links[5]	19.83 (7.33)	23.17 (8.54)	.684	.377	0.39
Einbeinstand rechts[5]	22.67 (8.71)	24.17 (8.77)	.066	.076	0.91

[1] gemäß Wilcoxon-Test
[2] gemäß t-Test
[3] in Grad der Beweglichkeit
[4] auf Basis der eingesetzten Leistungsbewertung
[5] in Sekunden

Die durchschnittliche Dauer der Beschwerden lag bei den Teilnehmer_innen bei 14.48 Monaten bei einer Standardabweichung von 7.70 Monaten, wobei der geringste Wert hier bei 6 und der höchste bei 36 Monaten lag.
Zur Beantwortung der Forschungsfrage wurde ein paariger t-Test durchgeführt, um zu überprüfen, ob in Abhängigkeit der jeweils betroffenen Seite Unterschiede zwischen der Prä- und Post-Messung festzustellen sind. Auf diese Weise sollen Hinweise über die Wirksamkeit der zuvor dargelegten Behandlungsmethode gewonnen werden. Aufgrund der nicht gegebenen Normalverteilung in den betrachteten abhängigen Variablen und aufgrund der geringen Stichprobengröße, müssen die Befunde somit vor dem Hintergrund der nicht gegebenen Normalverteilungsannahme mit Vorsicht interpretiert werden. Um die Befunde statistisch abzusichern, wurde aus diesem Grund jeweils ein Wilcoxon-Test als nicht-parametrisches Pendant zum paarigen t-Test gerechnet. Die Tabellen 2 (linksseitige Betroffenheit) und 3 (rechtsseitige Betroffenheit) stellen die Mittelwerte und Standardabweichungen sowie die Befunde der statistischen Analysen im Überblick dar.

Tabelle Nr. 3: Unterschiede zwischen Prä- und Post-Messung in den relevanten Variablen bei rechtsseitiger Betroffenheit (n=16), (Eigene Darstellung, 2024)

	Prä-Messung	*Post-Messung*			
	M (SD)		*P*[1]	*P*[2]	*Cohen's d*
USG_links_inversion[3]	20.06 (2.14)	19.75 (1.98)	.212	.206	0.33
USG_links_eversion[3]	8.81 (1.22)	9.25 (1.34)	.100	.130	0.40
USG_rechts_inversion[3]	**12.94 (2.20)**	**19.75 (1.91)**	**<.001**	**<.001**	**2.58**
USG_rechts_eversion[3]	**3.47 (1.31)**	**8.88 (1.66)**	**<.001**	**<.001**	**2.78**
VAS[4]	**8.47 (0.99)**	**1.19 (1.32)**	**<.001**	**<.001**	**4.84**
Einbeinstand links[5]	24.88 (7.38)	23.94 (7.30)	.086	.027	0.51
Einbeinstand rechts[5]	**19.50 (7.67)**	**24.19 (7.50)**	**.032**	**.060**	**0.61**

[1] gemäß Wilcoxon-Test
[2] gemäß t-Test
[3] in Grad der Beweglichkeit
[4] auf Basis der eingesetzten Leistungsbewertung
[5] in Sekunden

Die Befunde der Analysen zeigen insgesamt für drei der sieben betrachteten Variablen signifikante Mittelwertunterschiede zwischen Prä- und Post-Messung bei linksseitiger Betroffenheit. So zeigt sich, dass insbesondere die linksseitige USG-Inversion (p = .027, d = 3.81) und -Eversion (p = .027, d = 1.93) nach der Behandlung eine deutliche Verbesserung der Beweglichkeit aufweist. Ebenso kann eine signifikante Verbesserung in der gemessenen Zeit auf der Skala VAS (p < .001, d = 11.91) beobachtet werden. Für alle drei Dimensionen können zudem hohe Effektstärken identifiziert werden. Die Effektstärken hinsichtlich des Einbeinstandes liegen im mittleren (links) bis hohen (rechts) Bereich – für beide Variablen zeigen die Analysen jedoch keine signifikanten Unterschiede. Eine signifikante Veränderung in USG rechts konnte hingegen nicht festgestellt werden, ebenso im Einbeinstand (links und rechts). Lediglich auf einem 10-prozentigen Signifikanzniveau zeigt sich hier eine signifikante Veränderung mit hoher Effektstärke (d = .91) auf der rechten Seite.

Die Analysen zur rechtsseitigen Betroffenheit zeigen hingegen in vier der sieben Variablen signifikante Unterschiede zwischen Prä- und Post-Messung.
Diese liegen insbesondere in den Variablen USG links Inversion ($p<.001$, $d = 2.58$) und Eversion ($p < .001$, $d = 2.78$), einhergehend mit hohen Effektstärken. Zudem kann ebenfalls im Bereich VAS eine deutliche Verbesserung ($p < .001$, $d = 4.84$) identifiziert werden. Darüber hinaus zeigt sich bei Betrachtung der rechtsseitig Betroffenen auch ein signifikanter Unterschied zwischen beiden Messungen im rechtsseitigen Einbeinstand ($p = .032$, $d = 0.61$) bei mittlerer Effektstärke. Das untere Sprunggelenk links weist keine signifikanten Änderungen zwischen Prä- und Post-Messung auf, ebenso wie der linksseitige Einbeinstand, der aber auf einem 10-prozentigen Signifikanzniveau Effekte ausweist, einhergehend mit mittlerer Effektstärke.

5 Diskussion der Ergebnisse

„Ein wesentlicher Nachteil von Fallserien ist das Fehlen einer Kontrollgruppe, weshalb diese primär für deskriptive Zwecke geeignet sind“ (Röhrig et al., 2009). Dennoch konnten in dieser Studie bei den 22 Proband_innen signifikante Verbesserungen in mehreren Variablen festgestellt werden. Die Proband_innen zeigten signifikante Verbesserung in den Bewegungen des unteren Sprunggelenks, Variable Inversion USG (Inversion; links: p=.027; d=3.81; Inversion rechts: p<.001; d=2.58) und Variable Eversion USG (Eversion; links: p=.027; d=1.93; Eversion rechts: p<.001; d=2.78) auf der jeweils betroffenen Seite. Ebenfalls konnte eine signifikante Schmerzreduktion bei der Dauerbelastung auf der betroffenen Seite identifiziert werden, Variable VAS (links: p=.023; d=11.91 und rechts: p<.001; d=4.84). In Bezug auf die Gleichgewichtskontrolle konnte lediglich auf der rechten Seite bei rechtsseitiger Betroffenheit eine deutlich messbare Verbesserung Variable Einbeinstand Rechts identifiziert werden (p=.032; d=0.61).

Beim Vergleich der betroffenen Seiten ergibt sich eine ähnliche Verteilung wie bei den Geschlechtern, siehe Tabelle 1: die linke Seite ist lediglich bei sechs Proband_innen (27.30 %) betroffen und die rechte Seite bei sechzehn Proband_innen (72.70 %). Es besteht somit ein Unterschied bei der Seitenbetroffenheit, der bei Betrachtung der Ergebnisse berücksichtigt werden sollte. Künftige Studien sollten hierbei auf eine stärkere gleichmäßige Verteilung der betroffenen Seiten achten.

Bei den Probandinnen ist die Verteilung der betroffenen Seite genau 50 % zu 50 %, linke und rechte Seite sind jeweils mit 3 Probandinnen vertreten. Bei der geringen Anzahl von insgesamt 6 Probandinnen kann dies nur als Zufall betrachtet werden und ist nicht aussagekräftig.

In der Gruppe von Probanden fällt die Verteilung von rechts und links im Vergleich zur Gruppe der Probandinnen ungleichmäßig aus. Insgesamt sind 13 Probanden auf der rechten Seite betroffen und 3 auf der linken Seite. Hier ist eine ungleichmäßige Verteilung zu erkennen, siehe Tabellen 2 und 3. Die Zahlen zeigen, dass die rechte Seite bei den Männern öfter betroffen sein könnte, jedoch kann dies auch daran liegen, dass es in der Population mehr Rechtshänder als Linkshänder gab.

Eine weitere Frage ist die durchgeführte Messung, die Proband_innen wurden von einem Chiropraktor vor und nach den Behandlungen/Justierungen gemessen und untersucht. Künftig wird empfohlen, mehrere Chiropraktor_innen für die

Untersuchungen heranzuziehen, um die Fehlerquote bei den Vermessungen möglichst gering zu halten. Insgesamt ist aufgrund der geringen Stichprobengröße von 22 Proband_innen eine Übertragung und Verallgemeinerung der Befunde auf die Gesamtpopulation nicht gegeben, weshalb die Befunde im Rahmen weiterer Forschung und anhand einer größeren Stichprobe abgesichert und überprüft werden sollten. Ebenso ist zu hinterfragen, aus welchem Grund der Einbeinstand bei linksseitiger Betroffenheit keine signifikante Veränderung zwischen Prä- und Posttest zeigt. Mit Blick auf die Tabelle 3, die auf mittlere bis große Effekte hinweist, könnte die Begründung aber auch in der sehr geringen Anzahl der Teilnehmer_innen (6 Personen) liegen.

Stärken von der Studie: Sorgfältige Datenerhebung: Die Daten wurden über einen festgelegten Zeitraum von fünf Monaten gesammelt, was auf eine systematische und strukturierte Vorgehensweise hinweist. Signifikante Ergebnisse: Die Studie zeigt signifikante Verbesserungen in mehreren Variablen, insbesondere in der Beweglichkeit des USG und der Schmerzreduktion, was auf die Wirksamkeit der neu entwickelten chiropraktischen Technik hinweist. Hohe Effektstärken: Die identifizierten Effektstärken sind hoch, was darauf hindeutet, dass die Behandlung einen starken Einfluss auf die gemessenen Variablen hat. Verwendung geeigneter statistischer Methoden: Die Anwendung sowohl parametrischer (t-Test) als auch nicht-parametrischer (Wilcoxon-Test) statistischer Verfahren zur Analyse der Daten zeigt ein gutes Verständnis für die Anforderungen an die Datenanalyse. Die Studie ist die erste, die die Wirksamkeit der neu entwickelter chiropraktischer Justierungstechnik am USG untersucht. Berücksichtigung von Geschlecht und Seitenbetroffenheit: Die Analyse der Geschlechterverteilung und der Seitenbetroffenheit bietet zusätzliche Einblicke in die Ergebnisse und deren Interpretation.

Limitationen von der Studie: Geringe Stichprobengröße: Mit nur 22 Proband_innen ist die Stichprobe klein, was die Generalisierbarkeit der Ergebnisse einschränkt und die statistische Power verringert. Fehlende Kontrollgruppe: Das Fehlen einer Kontrollgruppe limitiert die Möglichkeit, die Ergebnisse der Behandlung im Vergleich zu einer nichtbehandelten Gruppe zu bewerten, was die Aussagekraft der Ergebnisse beeinträchtigt. Uneinheitliche Geschlechterverteilung: Die unausgewogene Geschlechterverteilung könnte die Ergebnisse beeinflussen und die Interpretation der Daten erschweren. Mangelnde signifikante Verbesserungen in einigen Variablen: Während einige Variablen signifikante Verbesserungen zeigten, gab es auch Variablen, bei denen keine signifikanten Unterschiede festgestellt wurden, was auf mögliche Einschränkungen der Behandlung hinweist. Einseitige Betrachtung der Ergebnisse: Die Studie könnte von einer breiteren Analyse profitieren, die auch andere Einflussfaktoren wie Alter, Sportart oder andere demografische Merkmale berücksichtigt. Subjektive Messungen: Die Verwendung von subjektiven Skalen wie der VAS zur Schmerzbewertung kann zu Verzerrungen führen, da sie von der individuellen Wahrnehmung der Proband_innen abhängt. Empfehlungen für zukünftige Forschung: Die Notwendigkeit weiterer Studien mit größeren Stichproben und längeren Nachbeobachtungszeiträumen wird betont, um die Ergebnisse zu validieren und mögliche Langzeiteffekte zu untersuchen.

Eine potenzielle Risikogruppe von 35 bis 50 Jahren, insbesondere nach dem Karriereende bei Profisportler_innen, konnte in dieser Studie nicht bestätigt werden. Hierzu sind weitere Untersuchungen erforderlich. Insgesamt liefert die Studie dennoch eindeutige Hinweise, dass Männer stärker von dem Phänomen betroffen sein könnten als Frauen. Diese Frage ist in der Studie nicht beantwortet und bedarf weiterer Untersuchung. Gleiches gilt für das Alter der Teilnehmer_innen. Die Studie liefert keine Hinweise darauf, dass bestimmte Altersgruppen stärker von der Symptomatik betroffen sind oder gar mit den neu entwickelten Methoden besser behandelt werden können als andere Altersgruppen. Auch hier bedarf es weiterer Forschung, um diese Frage zu klären.

6 Zusammenfassung und Schlussbetrachtung

Zusammenfassung der Ergebnisse; Bewegungsradius: Signifikante Verbesserungen in der Beweglichkeit des USG - Inversion und Eversion, Rechts wie Links, nach der Behandlung. Schmerzlinderung: Signifikante Reduktion der Schmerzintensität (VAS) nach der Behandlung. Gleichgewichtskontrolle: rechtsseitige Betroffenheit mit deutlich messbarer Verbesserung im Einbeinstand.

Die durchgeführte interventionelle klinische Studie über die Wirksamkeit der neu entwickelten chiropraktischen Technik am hinteren USG, Art. subtalaris, bei Patient_innen mit chronischen belastungsabhängigen Schmerzen im USG zeigt eine schnelle und effektive direkte Beeinflussung der Beweglichkeit und der belastungsabhängigen Schmerzen im USG, sowohl objektiv als auch subjektiv.

Bisher gibt es keine Studien aus dem Bereich der Chiropraktik oder auch aus den verwandten Gebieten, die chiropraktische Justierungen oder manualtherapeutische Manipulationen mit den Händen von Chiropraktor_innen, Manualtherapeut_innen oder Ärzt_innen am USG untersucht haben, Recherche Oktober 2024. Die durchgeführte Studie an 22 Proband_innen hat hier erstmals gezeigt, dass die neu entwickelte chiropraktische Technik auf dem mobilen Drop einen positiven, signifikanten Effekt auf die Funktionseinschränkung und die belastungsabhängigen Schmerzen im USG hat. Dies bedeutet, dass es sinnvoll wäre, die bisher gängige konservative chiropraktische, osteopathische, physiotherapeutische Therapie um die neu entwickelte chiropraktische Technik für die Behandlungen von Immobilisationen am USG zu ergänzen.

Um die Ergebnisse dieser Arbeit zu bekräftigen, benötigt es jedoch Studien mit größeren Stichproben. Auch Studien über einen längeren Zeitraum und mit späteren Messungen, um das Anhalten des Effektes zu beurteilen, sind wünschenswert. Zudem würden einseitig, verblindete', randomisierte, kontrollierte Studien mit einer Kontrollgruppe die Abgrenzung gegenüber einem möglichen Placeboeffekt ermöglichen und die Aussagekraft erhöhen.

Gleichzeitig konnten aufgrund der geringen Stichprobengröße keine weitreichenderen Analysen zur Überprüfung möglicher Interaktionseffekte hinsichtlich Alter oder Geschlecht vorgenommen werden. Auch dies sollte in künftigen Studien aufgegriffen werden, um diesbezüglich mögliche differenzielle Unterschiede zu untersuchen.

LITERATURVERZEICHNIS

Bayer, K. (2005). *Chirotherapie von Kopf bis Fuß: 6 Tabellen*. Haug.

Bielewicz, J., Daniluk, B. & Kamieniak, P. (2022). VAS and NRS, Same or Different Are Visual Analog Scale Values and Numerical Rating Scale Equally Viable Tools for Assessing Patients after Microdiscectomy? *Pain Research and Management*, *2022*(1), 5337483. https://doi.org/10.1155/2022/5337483

Böhni, U. W., Lauper, M. & Locher, H.-A. (Hrsg.). (2022). *Manuelle Medizin 1: Fehlfunktion und Schmerz am Bewegungsorgan verstehen und behandeln* (3. unveränderte Auflage). Thieme. https://nbn-resolving.org/urn:nbn:de:bsz:24-epflicht-2070009

Böhni, U. W., Lauper, M. & Locher, H. (Hrsg.). (2023). *Manuelle Medizin 2: Diagnostische und therapeutische Techniken praktisch anwenden* (3., überarbeitete Auflage). Thieme. https://nbn-resolving.org/urn:nbn:de:bsz:24-epflicht-3008690

Brokmeier, A. A. (2009). *Kursbuch Manuelle Therapie: Biomechanik, Neurologie, Funktionen ; [OMT - Orthopaedic manipulative therapy* (4. Auflage). Books on Demand GmbH.

Calais-Germain, B. (2005). *Technik und Funktion des Körpers* (Deutsche Erstausgage, nach der dritten, überarbeiteten Ausgabe von 1999). *Anatomie der Bewegung / Blandine Calais-Germain: [Band 1]*. MarixVerlag.

Cleland, B. T., Alex, T. & Madhavan, S. (2024). Concurrent validity of walking speed measured by a wearable sensor and a stopwatch during the 10-meter walk test in individuals with stroke. *Gait & posture*, *107*, 61–66. https://doi.org/10.1016/j.gaitpost.2023.09.012

Debrunner, H. U. & Jacob, H. A. C. (1998). *Biomechanik des Fusses: 13 Tabellen* (2., völlig neu bearb. Aufl.). *Bücherei des Orthopäden: Bd. 49*. Enke.

Dhahbi, W., Chaouachi, A., Padulo, J., Behm, D. G. & Chamari, K. (2015). Five-meter rope-climbing: a commando-specific power test of the upper limbs. *International Journal of Sports Physiology and Performance*, *10*(4), 509–515. https://doi.org/10.1123/ijspp.2014-0334

Dr. A. D. Jenks (Hrsg.). (2013). *Chiropraktik Resource Organization*. https://atlas.chiro.org/

Haavik, H. (2021). *The Reality Check: Eine Suche nach dem wissenschaftlichen Verständnis von Chiropraktik* [Eigenverlag]. https://permalink.obvsg.at/AC16354365

Haavik, H., Kumari, N., Holt, K., Niazi, I. K., Amjad, I., Pujari, A. N., Türker, K. S. & Murphy, B. (2021). The contemporary model of vertebral column joint dysfunction and impact of high-velocity, low-amplitude controlled vertebral thrusts on neuromuscular function. *European journal of applied physiology*, *121*(10), 2675–2720. https://doi.org/10.1007/s00421-021-04727-z

Haselmeyer, K. (2013). *Leitbild der Chiropraktik*.

Holt, K. R., Haavik, H., Lee, A. C. L., Murphy, B. & Elley, C. R. (2016). Effectiveness of Chiropractic Care to Improve Sensorimotor Function Associated With Falls Risk in Older People: A Randomized Controlled Trial. *Journal of Manipulative*

and Physiological Therapeutics, *39*(4), 267–278. https://doi.org/10.1016/j.jmpt.2016.02.003
kenhub.com. (2023). *anatomie/anatomie-von-sprunggelenk-und-fuss*. https://www.kenhub.com/de/
Lawrence, D. J. (2001). Chiropractic manipulation for the foot: Diversified chiropractic techniques. *Manual therapy*, *6*(2), 66–71. https://doi.org/10.1054/math.2001.0393
Leemkuil, E. (1998). *Untersuchung und Mobilisation der Extremitätengelenke und des Kiefergelenkes. Praxis Physiotherapie*. Enke.
Lehmeyer, L. (2006). *Basics Anamnese und Untersuchung* (1. Aufl.). *Basics*. Elsevier Urban & Fischer.
Minardi, J. (2006). *The complete Thompson textbook: Minardi integrated systems*. John Minardi.
Morris, J. M. (1977). Biomechanics of the foot and ankle. *Clinical orthopaedics and related research*(122), 10–17.
Röhrig, B., Du Prel, J.-B., Wachtlin, D. & Blettner, M. (2009). Types of study in medical research: part 3 of a series on evaluation of scientific publications. *Deutsches Arzteblatt international*, *106*(15), 262–268. https://doi.org/10.3238/arztebl.2009.0262
Rüther, W. & Lohmann, C. H. (Hrsg.). (2014). *Orthopädie und Unfallchirurgie* (20., überarbeitete und aktualisierte Auflage). Elsevier Urban & Fischer.
Schomacher, J. (2007). *Manuelle Therapie: Bewegen und spüren lernen* (4., unveränd. Aufl.). *physiofachbuch*. Thieme.
Schwegler, J. S. (1998). *Der Mensch - Anatomie und Physiologie: Schritt für Schritt Zusammenhänge verstehen* (2., neubearbeitete Auflage). Thieme.
Shafshak, T. S. & Elnemr, R. (2021). The Visual Analogue Scale Versus Numerical Rating Scale in Measuring Pain Severity and Predicting Disability in Low Back Pain. *Journal of clinical rheumatology : practical reports on rheumatic & musculoskeletal diseases*, *27*(7), 282–285. https://doi.org/10.1097/RHU.0000000000001320
Simon, H. (2019). *Lehrbuch Chiropraktik* (2., aktualisierte Auflage). Georg Thieme Verlag. https://doi.org/10.1055/b-006-161636
van den Berg, F. (2005). *Komplementäre Therapien verstehen und integrieren: 121 Tabellen. physiofachbuch: Bd. 5*. Thieme.
van Rijn, S. F., Zwerus, E. L., Koenraadt, K. L., Jacobs, W. C., van den Bekerom, M. P. & Eygendaal, D. (2018). The reliability and validity of goniometric elbow measurements in adults: A systematic review of the literature. *Shoulder & elbow*, *10*(4), 274–284. https://doi.org/10.1177/1758573218774326
Wurm, M., Wiewiorski, M., Gösele, A. & Valderrabano, V. (2016). Clinical Examination of Foot and Ankle Joint. *Deutsche Zeitschrift für Sportmedizin*, *2016*(05), 111–116. https://doi.org/10.5960/dzsm.2016.231

ABBILDUNGSVERZEICHNIS

TABELLENVERZEICHNIS

ABKÜRZUNGSVERZEICHNIS

Abb.	Abbildung
Art.	Articulatio
BWS	Brustwirbelsäule
CCP	Council on Chiropractic Practice
d.	Cohens d - Effektstärke
HA	Alternativhypothese
HVLA	High Velocity Low Amplitude
HWS	Halswirbelsäule
H0	Nullhypothese
ICD	International Statistical Classification of Diseases and Related Health Problems
ISG	Iliosakralgelenk
Lig.	Ligamentum
LWS	Lendenwirbelsäule
M	Mittelwert
m.	Meter
mm.	Millimeter
Mm.	Musculi
MMI	Mobilisation mit Impuls
MOI	Mobilisation ohne Impuls
n.	Größe der Stichprobe
Nn.	Nervi
NRS	numerische Ratingskala
OSG	oberes Sprunggelenk
p-Wert	Signifikanzwert
RCT	Randomized Controlled Trial
USG	unteres Sprunggelenk
VAS	Visual Analogue Scale, Schmerzskala
WHO	World Health Organisation
$\alpha = .05$	Signifikanzniveau = 5 %

Einverständniserklärung der Probanden

Einverständniserklärung zur Studienteilnahme

Untersuchung der Auswirkungen der neuen Mobilisations- bzw. Manipulationstechnik auf die Beweglichkeit, Belastbarkeit und Gleichgewichtskontrolle des unteren Sprunggelenkes.

Proband_in: ______________________________

Geburtsdatum: ______________________________

Proband_innen-Nummer: ______________________________

Vermerke zum Aufklärungsgespräch:

Schriftliche Einwilligung

1. Alle Fragen zu dieser vorgelegten Studie wurden von dem Studienleiter Herrn Johann Gubarkov zu meiner Zufriedenheit beantwortet.

2. Ich bin über Wesen, Bedeutung und Dauer dieser Studie von 01.05.2024 bis 30.08.2024 aufgeklärt worden, habe die Probandenaufklärung vollständig gelesen und verstanden und hatte genügend Zeit für meine Entscheidung.

3. Ich bin damit einverstanden, dass meine Daten, die im Rahmen der Studie erhoben werden, in anonymisierter Form aufgezeichnet und zur wissenschaftlichen Auswertung verwandt werden. Alle personenbezogenen Daten werden nach dem Abschluss der Studie, bzw. spätestens am 15.09.2024 gelöscht. Ich bin weiter damit einverstanden, dass erfolgte Aufzeichnungen von Daten anonymisiert weitergegeben werden dürfen.

4. Ich bin darauf hingewiesen worden, dass alle Daten der ärztlichen und therapeutischen Schweigepflicht unterliegen und die wissenschaftliche Auswertung anonym erfolgt.

Hiermit gebe ich mein Einverständnis für die Teilnahme an dieser Studie unter dem Vorbehalt, jederzeit – auch ohne Angaben von Gründen – zurücktreten zu können.

Eine Kopie der Probandeninformation und Einverständniserklärung ist mir ausgehändigt worden.

______________________________	______________________________
Ort, Datum und Unterschrift der Studienleiter	Ort, Datum und Unterschrift der Studienteilnehmer_innen

Tabelle A1

Pat. Nr.	m/ w/ d	Alt.	Betroff. Seite	Seit wann die Beschwerden, Monaten min. 6 – Max. 36	USG li, Inversion vor der 1 Behandl. Grad	USG li, Eversion vor der 1 Behandl. Grad	USG re, Inversion vor der 1 Behandl. Grad	USG re, Eversion vor der 1 Behandl. Grad	VAS, vor der 1 Behand l.	Einbeinstan d li, vor der 1 Behandl. 30 Sekunden, 3 Versuche, Mittelwert	Einbeinstan d re, vor der 1 Behandl. 30 Sekunden, 3 Versuche, Mittelwert	USG li, Inversion 8 Behandl. Grad	USG li, Eversio n 8 Behand l. Grad	USG re, Inversio n 8 Behand l. Grad	USG re, Eversion 8 Behandl. Grad	VAS, 8 Behandl.	Einbeinstand li, 8 Behandl. 30 Sekunden, 3 Versuche, Mittelwert	Einbeinstand re, 8 Behandl. 30 Sekunden, 3 Versuche, mittelwert
1	m	32	Li.	6-7	12	6	22	10	8	21	28	21	10	22	10	0	30	29
2	m	47	Re.	24	20	10	12	4	8,5	30	30	21	9	20	9	0	30	30
3	m	32	Li.	6	16	7	22	9	9	12	27	21	10	22	9	2	30	30
4	m	36	Re.	12	18	8	14	4	8,5	30	21	18	9	19	7	1	28	27
5	m	47	Re.	36	17	7	12	4	8	21	22	16	7	16	6	0	23	21
6	m	31	Re.	18	20	11	12	5	9	30	16	19	10	20	10	0	30	30
7	m	75	Re.	8	18	8	10	1-2	7,5	15	12	18	8	18	6	2	14	12
8	m	36	Li.	12	12	4	22	11	9	30	30	18	9	21	9	0	28	30
9	w	50	Re.	14	22	10	12	4	7	30	30	22	9	20	9	1	30	30
10	w	71	Li.	6-7	20	6	30	11	8	12	8	30	11	30	11	0	10	8
11	m	49	Re.	12	21	8	12	5	8	18	18	20	10	20	10	0	16	20
12	w	54	Li.	7	16	8	24	10	7,5	26	27	24	10	24	11	0	26	28
13	m	32	Re.	8	20	9	16	2	9	30	14	20	9	20	8	3	30	30
14	m	41	Re.	18	17	8	13	4	8	12	10	17	8	16	9	0	11	9
15	m	28	Re.	6-8	21	10	14	5	10	22	23	20	11	20	10	2	24	21
16	w	33	Re.	12	24	8	16	2	8,5	30	30	22	10	22	11	3	30	30
17	w	44	Li.	18	12	2	20	10	8	18	16	22	11	21	10	0	15	20
18	m	45	Re.	18	18	8	10	3	9	10	11	20	10	21	9	0	9	12
19	m	38	Re.	24	20	10	12	3	7,5	30	23	20	10	22	10	1	28	25
20	m	33	Re.	18	20	9	10	5	7	30	12	19	9	20	8	2	26	30
21	m	52	Re.	24	21	7	17	1	10	30	10	20	7	19	8	4	29	30
22	w	46	Re.	10	24	10	15	3	10	30	30	24	12	23	12	0	25	30

Kolibri 360 GmbH
Ferdinand-Jühlke-Straße 7
99095 Erfurt, Deutschland
produktsicherheit@kolibri360.de

Druck:
CPI Druckdienstleistungen GmbH
im Auftrag der
Kolibri 360 GmbH
Ferdinand-Jühlke-Str. 7
99095 Erfurt